Dr J. DUPOUX

DE L'UNIVERSITÉ DE PARIS

DU

REIN MOBILE

CHEZ L'ENFANT

PARIS

Jules **ROUSSET**

36, RUE SERPENTE

1902

Dᴿ J. DUPOUX

DE L'UNIVERSITÉ DE PARIS

DU

REIN MOBILE

CHEZ L'ENFANT

PARIS

Jules ROUSSET

36, RUE SERPENTE

1902

A MON PÈRE, A MA MÈRE

A MA FAMILLE

A MES AMIS

A MES MAITRES DANS LES HOPITAUX

A MONSIEUR LE DOCTEUR COMBY

Médecin de l'Hôpital des Enfants Malades

A MONSIEUR LE DOCTEUR THIERCELIN

Ex-interne des Hôpitaux
Ex-chef de clinique médicale de la Faculté de Paris

MONSIEUR LE PROFESSEUR LANNELONGUE

Chirurgien de l'hôpital des Enfants malades
Membre de l'Académie de médecine et de l'Académie des Sciences,
Commandeur de la Légion d'honneur.

DU REIN MOBILE CHEZ L'ENFANT

INTRODUCTION

Quand Rayer, en 1837, dans la *Gazette médicale de Paris* et en 1841 dans son *Traité des maladies des reins*, eut attiré l'attention des auteurs sur le rein mobile de l'adulte, on se mit à rechercher de parti pris cette ectopie organique. Bientôt on s'étonna qu'une maladie si fréquente eût pu passer si longtemps inaperçue ; des statistiques parurent, des théories s'établirent et aujourd'hui le rein mobile de l'adulte est une maladie des mieux connues et des plus étudiées. Chez l'enfant on n'a pas encore de parti pris comme chez l'adulte recherché la mobilité et l'ectopie rénales : l'historique de la question sera vite fait car peu d'auteurs s'en sont occupés.

Aussi le rein mobile chez l'enfant est-il une maladie rare à l'heure actuelle. Et pourtant les observations que nous avons pu recueillir nous semblent en désaccord avec les faits acquis. Le rein mobile chez l'enfant est une maladie fréquente qui a sa pathogénie, ses symptômes, ses formes cliniques qui lui sont propres, un traitement qui peut soulager énormément sinon guérir complètement nos petits malades.

Si au point de vue essentiellement pratique, l'ectopie rénale infantile est une maladie intéressante et beaucoup plus fréquente qu'on ne l'a dit, elle est encore instructive au point de vue purement pathogénique. Les maladies, les symptômes morbides s'expliquent souvent les uns par les autres. Certaines causes invoquées pour expliquer la pathogénie du rein mobile de l'adulte se retrouvent chez les enfants ; pourquoi ne retrouverait-on pas chez l'adulte, certaines causes, plus particulières au jeune âge, qui expliquent le rein flottant de l'enfant? Non pas que nous voulions refaire la pathogénie du rein mobile de l'adulte, la question a été étudiée souvent et mieux que nous ne pourrions le faire. Mais il est certains états morbides sur lesquels on n'a pas insisté et sur lesquels j'insisterai en son temps, qui coïncident souvent, aussi bien chez l'adulte que chez l'enfant, avec une ectopie rénale. Y a-t-il là rapport de cause à effet ? Question intéressante que nous étudierons dans le cours de ce travail. Nous n'avons pas l'intention de faire une étude détaillée et complète de l'ectopie rénale ; l'expérience et le temps nous manquent pour cela. Grâce à M. le docteur Comby, nous avons pu voir, à la consultation et dans son service à l'hôpital des Enfants malades, quelques cas de rein mobile. C'est lui qui nous a indiqué le sujet de cette thèse, qui a dirigé nos recherches, qui nous a communiqué plusieurs observations intéressantes et inédites. Qu'il en reçoive ici nos plus sincères remerciements.

Si nous avons réussi à attirer l'attention de maîtres plus compétents sur une question qui vaut la peine qu'on s'en occupe; si nous avons facilité la tâche à ceux qui viendront, après nous, en réunissant le mieux et le plus consciencieusement qu'il nous a été possible des observations peu connues en France et des faits cliniques intéressants, toute notre ambition se trouvera réalisée.

Mais avant d'entrer dans l'étude de notre sujet nous avons hâte d'acquitter les nombreuses dettes de reconnaissance que nous avons contractées au cours de nos études.

Nous avons fait nos premières années de médecine à Clermont-Ferrand et nous ne saurions trop remercier les maîtres qui ont guidé nos premiers pas. Que M. le professeur Bousquet, directeur de l'école, reçoive ici l'hommage de notre gratitude. Nous conservons aussi une profonde reconnaissance à MM. les docteurs Bide, Dourif, Maurin, Planchard, Dubois, Fouriaux, Lepetit, Gautrez.

A Paris nous avons eu l'honneur de passer une année à la clinique de M. le professeur Hayem; ses leçons pratiques nous serviront dans l'avenir et nous lui adressons nos sincères remerciements.

Nous avons fait notre stage spécial d'accouchements chez M. le professeur Pinard : nous le remercions vivement des conseils et des bonnes leçons cliniques qu'il ne nous a jamais ménagés.

M. le docteur Comby, médecin des Hôpitaux, chez qui

nous avons appris les maladies et la thérapeutique infantiles, a droit à toute notre gratitude.

Enfin une grande part de notre reconnaissance va à
M. le docteur Thiercelin, ex-chef de clinique médicale,
qui fut pour nous un maître dévoué et qui nous enseigna
le meilleur de ce que nous savons de science clinique.

Que M. le professeur Lannelongue, qui a bien voulu
nous faire le grand honneur d'accepter la présidence de
cette thèse, reçoive ici l'expression de notre respectueuse
gratitude .

HISTORIQUE

Jusqu'en 1897 aucun auteur ne s'est occupé du rein mobile chez l'enfant d'une façon spéciale.

On voit même Fritz déclarer, au cours d'un article paru en 1859 dans les *Archives générales de médecine*, qu'il ne connaît aucune observation du rein flottant avant dix-huit ans. Quelques auteurs cependant, comme Saint-Ange en 1826, ou Meckel quelques années plus tard, avaient publié des autopsies d'enfants au cours desquelles on avait pu constater des ectopies rénales congénitales. Sur le même sujet, Martineau publie une observation en 1865, puis les observations se multiplient et l'ectopie congénitale fut l'occasion de nombreux travaux résumés dans une thèse récente de Delaforgue sur la mobilité du rein en ectopie congénitale.

Du rein mobile chez l'enfant, il n'en est parlé par personne. Seul, en 1872, Steiner dans son Traité des maladies d'enfants dit les quelques mots suivants sur la question : « Steiner aurait observé trois fois le rein flottant chez deux fillettes de six et dix ans, et un garçon

de neuf ans. Ce fut toujours le rein droit qui, dans le
cours de un an et demi à trois ans, s'abaissa profondément dans la région hypogastrique droite, immigrant
ensuite de cet endroit au-delà de la ligne médiane dans
la région hypogastrique gauche. On l'y pouvait percevoir à la palpation sous la forme d'une tumeur semblable à un haricot comme contours, assez ferme et dure,
donnant la sensation d'une surface unie d'ailleurs indolente et facile à mouvoir. Des vomissements de temps à
autre, des nausées, de la céphalalgie, de l'inappétence,
des douleurs analogues à des coliques et, dans deux cas,
des complications de péritonite partielle d'une durée de
quatorze jours, tels furent les symptômes observés. Le
port d'une ceinture ventrale étroitement serrée et l'usage
de bains tièdes rendent cet état moins pénible. La gymnastique, la natation et tous les exercices du corps qui
nécessitent des efforts sont mal supportés et doivent
être évités avec le plus grand soin. » (Steiner, traduction
Kéraval.)

Stiller, en 1879, aurait rencontré un cas de rein mobile chez l'enfant mais il ne rapporte pas d'observation
(Wien. medical Wochen). Keppler, en 1879, dans les
Archives cliniques de Berlin, rapporte une observation
concernant une enfant de dix ans. Dans une thèse soutenue à Iéna en 1888, Schütze cite trois observations de
rein mobile chez des enfants de sept ans, six mois (la
troisième observation ne précise pas l'âge de la fillette).

Tous ces cas sont épars dans des thèses ou des articles
qui ne s'occupent que du rein mobile de l'adulte. Il
faut arriver en 1896 pour trouver un auteur qui envisage

réellement la question. Rosenthal examinant de parti pris quatre-vingt-trois enfants, trouve le rein accessible à la palpation, 50 fois pour 100 chez les fillettes, 10 fois seulement pour 100 chez les garçons. Mais il ne cite aucune observation et ne donne aucun détail précis sur les cas qu'il a observés.

Enfin, en 1897, à la Société Médicale des Hôpitaux d'abord, à la British médical Association en 1898, et dans un article paru la même année dans les *Archives de médecine des Enfants,* M. le docteur Comby aborde nettement la question du rein mobile chez l'enfant. Basant son étude sur l'observation attentive d'une vingtane de cas, il décrit cette maladie encore inconnue à cette époque. Son travail nous a servi de guide et de guide précieux, au cours de cette rédaction.

Depuis, la question semble tombée totalement dans l'oubli. Elle mérite pourtant d'être reprise car le rein mobile est loin d'être rare chez l'enfant. « Si j'insiste sur cette anomalie, dit M. le docteur Comby, c'est que je suis convaincu qu'elle passe le plus souvent inaperçue, et qu'il suffirait de la rechercher systématiquement pour la rencontrer avec une fréquence relative. Pour moi, j'ai la conviction que le rein mobile de l'âge adulte remonte très loin dans l'existence et que son origine doit être recherchée dans la première enfance. »

ÉTIOLOGIE — PATHOGÉNIE

Le rein mobile chez l'enfant comme chez l'adulte est beaucoup plus fréquent chez les petites filles que chez les petits garçons. Dans les 38 observations que nous avons pu réunir il existait 31 fois chez des fillettes et 7 fois seulement chez des garçons.

Le rein mobile peut se rencontrer à n'importe quel âge de la vie. Mais il s'observe surtout entre treize et quinze ans.

Presque toujours c'est le rein droit qui est atteint, le gauche conservant sa position normale.

Le rein mobile est relativement fréquent chez l'enfant, mais comme le plus souvent il est absolument latent et ne se révèle par aucun signe subjectif, il faut vouloir le rechercher pour le trouver. Aussi, peu d'auteurs s'étant livrés à cette recherche voulue et systématique, les observations de rein mobile chez l'enfant étaient rares, très rares même avant le mémoire de M. le docteur Comby et sa communication au Congrès d'Édimbourg. En l'espace de quelques mois, cet auteur pouvait relever

une vingtaine de cas de rein mobile et nous-même,
dans son service à l'Hôpital des Enfants malades, avons
pu sentir nettement chez trois fillettes dyspeptiques, un
rein mobile facilement délimitable, absolument évident.
Aussi, nous en sommes persuadé, le rein mobile chez
l'enfant, surtout chez les filles est beaucoup plus fréquent qu'on ne l'a dit.

Voici donc une affection infantile qui se rencontre
dans le même sexe, du même côté, nous serions presque
tenté de dire avec la même fréquence que chez l'adulte.
Et pourtant on ne peut expliquer cette mobilité anormale, cette ectopie par les grandes causes invoquées pour
expliquer le rein flottant de l'adulte, c'est-à-dire les
grossesses répétées, les phénomènes congestifs qui
accompagnent les périodes menstruelles, le port d'un
corset trop serré, la disparition de la capsule adipeuse
qui n'existe pas chez l'enfant.

Il est bien certain que dans quelques-unes de nos
observations l'enfant portait un corset, une ceinture, un
appareil orthopédique serré. Mais la constriction agit-
elle ici par elle-même et rien que par elle-même ? Est-ce
là la véritable cause de la mobilité rénale ? Nous vou-
lons bien que vers quinze ou seize ans, la fillette qui
commence à se sentir devenir femme, commence aussi
à devenir coquette et que la constriction qu'elle fait
subir à sa taille est souvent exagérée. Mais, à ce compte,
presque toutes les fillettes, presque toutes les femmes
auraient un rein flottant, ce qui n'est pas.

Combien de fois, au cours d'une dissection ou d'une
autopsie, on nous fit remarquer un sillon sur le foie

plus ou moins déprimé, un estomac bilobé, des poumons comprimés et portant les marques visibles d'impressions costales, tout cela méfaits d'un corset serré ; et pourtant bien souvent les reins étaient à leur place normale. Et puis dans le plus grand nombre de nos observations cette cause ne saurait être invoquée.

Est-ce à dire cependant qu'il ne faille faire jouer aucun rôle à la constriction ? Nous ne le croyons pas. La constriction agit ; elle agit comme les grossesses répétées, comme les traumatismes, comme la dilatation stomacale, comme la plupart des causes qui ont été invoquées pour expliquer la pathogénie du rein mobile. Mais toutes ces causes ne sont que des causes secondaires, des causes occasionnelles, importantes certainement, mais qui ne jouent pas le premier rôle. Pour qu'un rein sorte de sa loge, se déplace, devienne mobile, il faut, si je puis dire, qu'il ait été fixé pour cela, il faut une prédisposition congénitale.

Cette idée de la prédisposition congénitale au rein mobile n'est pas nouvelle ; plusieurs auteurs l'ont soutenue. Albarran surtout, dans un article paru en 1895 dans les *Annales des maladies des organes génito-urinaires*, voit dans le rein mobile un stigmate de dégénérescence. « Il est, dit-il, des néphroptoses qui paraissent purement « traumatiques, mais dans l'immense majorité des cas « la cause ou les causes déterminantes qui peuvent « être invoquées chez un sujet, sont tellement peu effi- « cientes que, pour comprendre le déplacement du rein, « il faut invoquer une prédisposition congénitale. De « fait, la congénitalité du rein mobile est admise par un

« grand nombre d'auteurs (Litten, Gutterbock, Ewald).
« La différence qui existe entre le rein congénitalement
« déplacé et le rein mobile n'est d'ailleurs pas si grande
« que le ferait supposer l'étude des cas extrêmes de
« chacune de ces deux catégories. »

Cet auteur a remarqué en outre que bien souvent les troubles nerveux qui accompagnent le rein mobile ressemblent à de la neurasthénie ou à de l'hystérie. Stiffler cite quinze cas d'hystérie dont les symptômes apparurent à l'occasion d'une néphroptose : « Il faut, pour que ces névroses se développent, que la cause déterminante agisse sur un terrain préparé, et cette préparation nous est indiquée par l'hérédité névropathique directe ou indirecte. »

En voici un exemple frappant rapporté par Albarran. Il s'agit d'un malade atteint de rein mobile du côté droit avec des crises très douloureuses : « Le père du malade était asthmatique : la mère asthmatique aussi, a eu une paralysie de la langue, qui dura deux ans, déterminée par la joie que lui causa la naissance d'un petit enfant. Le malade lui-même est un neurasthéni-que : il commença à souffrir de son rein après une quinte de toux coqueluchoïde déterminée par la mort de sa femme : il a eu un enfant atteint de chorée. »

Chez les malades atteints de rein mobile Albarran a souvent rencontré l'excavation exagérée de la voûte palatine, les oreilles simiesques, la perversion de l'ins-tinct sexuel. Walch rapporte dans sa thèse, l'observation suivante. Sur 50 femmes prises à l'hôpital Necker dans les différents services il trouve 8 cas de rein mobile.

Chez 50 femmes prises parmi les épileptiques de la Salpêtrière il en trouve 10 cas (et toutes ces dernières nullipares). La proportion est de 16 % dans le premier cas et de 20 % dans le second. Voici une observation qui nous semble caractéristique.

OBSERVATION I

(*Thèse* de Walch.)

Louise R..., blanchisseuse âgée de 20 ans, entrée à l'hôpital Necker, salle Laugier, n° 21, le 9 juillet 1895, service de M. le professeur Guyon.

Antécédents héréditaires. — Père alcoolique mort d'une hernie étranglée. Mère, 54 ans, assez bien portante, porteuse d'une hernie ombilicale. La malade raconte que sa mère souffrirait également du ventre, mais ne peut donner plus de renseignements, ayant perdu de vue sa mère depuis longtemps. Elle est la onzième enfant sur dix-neuf. Trois survivent seulement : un frère a 18 ans bacillaire, une sœur a 38 ans, neurasthénique, mariée, ayant fait deux fausses couches. Tous les autres sont morts en bas âge d'affections diverses : méningites, convulsions ou accidents et une sœur morte à 16 ans bacillaire.

Antécédents personnels. — Elevée en nourrice artificiellement. Pas de rachitisme. Rougeole à 8 ans ; diphtérie à 11 ans. A la même époque crampes d'estomac. Réglée à 11 ans toujours régulièrement.

C'est vers l'âge de 15 ans que l'on retrouve le traumatisme causal, l'enfant ayant reçu de son père un violent coup de pied dans la région abdominale droite. Pas de troubles immédiats, la malade crut d'abord à un vulgaire lumbago. Huit jours après à la date normale du retour de la menstruation les règles ne réapparaissent pas et s'arrêtent pendant 5 ans. La malade a pendant tout cet intervalle des douleurs abdominales fréquentes à se rouler à terre et se fatiguant beaucoup à son métier est obligée de s'aliter fréquemment. Pas de symptômes nerveux.

Cette semaine, les règles sont revenues sans provoquer de douleurs plus intenses, sans frissons ni vomissements ; leur apparition n'a pas augmenté les crampes d'estomac ou les phéno-mènes gastriques. Jamais d'œdème des membres inférieurs. Il y a 15 jours la malade a consulté un médecin qui a diagnostiqué une tumeur du rein. Le 16 juillet la malade est examinée sous chloroforme. On constate à la palpation à droite une tumeur profonde et très mobile oscillant du rebord costal vers la partie latérale et médiane de l'abdomen. A gauche rien d'anormal. Les annexes sont saines et normales. On constate que le rein est douloureux à la pression.

Le 22 néphrorraphie par M. Albarran. La malade quitte le service le 2 septembre très améliorée.

En relisant nos observations et les observations de reins mobiles publiées par les auteurs, nous avons été frappé de ce fait que bien souvent la ptose rénale se rencontrait chez des chlorotiques. Or aujourd'hui ne fait on pas de la chlorose comme de la neurasthénie, de l'hystérie, une maladie stigmate de dégénérescence?

De fait, il est certain, que dans nombre de cas, on trouve dans les antécédents héréditaires des malades qui souffrent de rein mobile, des signes capables d'expliquer une certaine dégénérescence des descendants. Ici c'est l'hystérie, là. la neurasthénie, là encore des symptômes d'un nervosisme mal déterminé : on trouve des affections intestinales chroniques, la tuberculose, l'arthritisme, l'alcoolisme. Voilà bien des maladies qui amoindrissent l'organisme et qui semblent créer chez les descendants un état spécial de moindre résistance, une faiblesse localisée à un organe ou généralisée à tout un système, bien difficile à expliquer et pourtant indéniable.

On est allé plus loin encore : on a invoqué l'hérédité directe, on en a trouvé des exemples. M. le docteur Comby rapporte le fait suivant : « Je soigne depuis longtemps, dit-il, un homme de cinquante ans qui présente des névralgies à répétition, de la dilatation stomacale avec constipation, des poussées d'entérite muco-membraneuse. Chez ce malade il y a longtemps que le déplacement du rein droit a été constaté et j'ai pu le vérifier moi-même à plusieurs reprises.

« On a essayé de nombreuses pelotes et ceintures pour fixer le rein, mais en vain. On se contente aujourd'hui d'une bande de flanelle faisant de nombreux tours.

« Un jour le fils de ce malade vint me consulter pour de l'embarras gastrique : c'était un jeune homme de vingt ans ayant eu jadis une fièvre typhoïde grave. « Chez lui, je trouvais, comme chez son père, une grande dilatation de l'estomac avec déplacement du rein droit.»

Dans la thèse de Leroy (1876) nous avons trouvé une observation de Peter qui se rapporte à une dame de quarante-six ans, atteinte de rein mobile à droite et dont la fille fut également atteinte de rein mobile à la suite d'un accouchement. Albarran en rapporte un autre exemple frappant ; deux sœurs présentaient un rein mobile et ces deux sœurs étaient des dégénérées. Stiffler cite plusieurs cas : rein flottant unique chez la mère, double rein flottant chez la fille ; dans trois observations rein flottant chez la mère et chez la fille. Enfin nous pourrions citer les observations de Wolkoff et Delitzine et celles rapportées au dernier congrès d'urologie par Chevalier et Carlier.

Ce qui plaide encore en faveur d'une prédisposition héréditaire au rein mobile, c'est la façon dont le rein de l'enfant est fixé normalement dans la loge qu'il occupe. Ici il n'existe pas cette capsule adipeuse périnéphrétique dont la disparition à la suite d'un amaigrissement rapide avait été invoquée comme l'une des causes de la mobilité rénale de l'adulte. Une telle pathogénie, déjà fort contestée, ne saurait être appliquée à l'enfant, chez qui l'élément graisseux ne commence guère à apparaître que vers l'âge de dix ans. Mais si le rein de l'enfant ne possède pas cette capsule fibro-adipeuse, il n'en est pas moins solidement fixé, beaucoup mieux même que celui de l'adulte. Chez lui en effet la capsule surrénale joue un rôle important dans la fixation du rein : « Les capsules surrénales solidement fixées au foie, à la rate, à la veine cave inférieure, au pancréas, à l'aorte, adhèrent de la façon la plus intime, à cette époque de la vie, à la capsule propre du rein par de nombreux vaisseaux et de nombreuses travées cellulaires. Gerota a prouvé ces connexions intimes chez l'enfant, en détruisant tous les autres moyens de fixité du rein et en suspendant à son extrémité inférieure des poids de plus en plus lourds. Ce n'est qu'avec des tractions de 700 à 1000 grammes que l'on peut arriver à détacher le rein de sa capsule. Chez l'adulte, du tissu cellulo-graisseux s'interpose entre les deux organes et il ne reste plus que quelques petits vaisseaux pour assurer leur connexion. » (Gerota, in *Traité d'anatomie* de Poirier.)

Comment admettre avec une pareille solidité de fixation que, sans prédisposition héréditaire, sans un point faible dans la texture des moyens de suspension si résistants, le rein sous l'influence de traumatismes assez légers en somme comme ceux que nous rapportons, puisse glisser hors de la loge qu'il occupe et devenir mobile dans la cavité abdominale ? Et même si nous allons plus loin, il semble que chez l'enfant un de ces points faibles doive siéger entre la capsule surrénale et le rein puisque, au cours de quelques autopsies qui ont été faites, jamais la capsule surrénale n'avait suivi le rein dans son déplacement. Il en est, du reste, de même chez l'adulte.

Sans vouloir faire ici l'étude de l'ectopie rénale congénitale, ce qui nous entraînerait trop loin et sortirait de notre sujet, nous pouvons cependant rapporter quelques faits qui semblent éclairer la théorie pathogénique que nous soutenons.

Il est des cas, en effet, et ils sont peut-être plus nombreux qu'on ne le croit, dans lesquels les enfants naissent, non plus avec une prédisposition au rein mobile, mais avec un rein mobile lui-même ou bien un rein en position anormale qui deviendra mobile plus tard. A peine accusé quelquefois, le déplacement peut être énorme dans d'autres cas, en passant bien entendu par tous les intermédiaires. L'ectopie congénitale porte aussi souvent sur le rein gauche que sur le rein droit : l'organe ectopié peut occuper quatre positions :

1° Un peu au-dessous de sa position normale ;

2° Sur l'angle sacro-vertébral ou sur la symphyse sacro-iliaque ;

3° Entièrement inclus dans le petit bassin ;

4° A cheval sur le promontoire, une partie au-dessus du détroit supérieur en rapport avec les deux dernières lombaires, le reste plongeant dans le petit bassin.

Quelquefois, mais c'est l'exception, le rein ne reste pas dans la moitié de l'abdomen qui lui était destinée et passe de l'autre côté. Voici quelques exemples de rein ectopique congénital.

OBSERVATION II

(Martineau, Société Anatomique, 1864).

Anomalie du rein trouvée chez une jeune femme de 21 ans, morte de fièvre tyhoïde. Le rein gauche était dans le petit bassin, en arrière du ligament large gauche au niveau de l'articulation sacro-iliaque.

Il était en rapport avec le rectum et avec la corne gauche de l'utérus, et la partie postérieure de la paroi gauche du vagin. En pratiquant le toucher vaginal, on trouvait avec le doigt dans le cul-de-sac postérieur du vagin une tumeur qui était le rein ectopié. La face antérieure du rein regardait en haut et en avant ; le hile était situé sur cette face. On trouvait en outre un petit lobe de la grosseur d'une noix et comparable en tous points au lobe de Spiegel.

Les vaisseaux du rein, par leur origine et le point où ils se jettent, sont en rapport avec la position anormale du rein. Ils montrent ainsi que le rein n'a pas subi un déplacement, une luxation comme on en trouve fréquemment, mais que cet organe s'est développé primitivement dans la région où nous

l'avons trouvé. En un mot, nous avons affaire à un déplace
ment congénital du rein,

L'artère rénale. en effet, naît de la bifurcation de l'aorte à
la place de l'artère sacro-moyenne. La veine rénale sort du
hile en avant de l'artère rénale. Au niveau du lobule, l'artère se
bifurquait, formant deux branches qui entouraient ce lobule
et qui venaient se réunir à nouveau en un seul trait pour péné-
trer dans le rein. Le lobule était entouré de même d'un cercle
veineux, constitué par la veine rénale et la veine ovarique
gauche.

L'uretère naissait de la partie antérieure du hile au-dessous
des vaisseaux : il était court et d'un volume normal : sa longueur était de dix-huit centimètres. On constata que la capsule
surrénale gauche occupait sa place normale, recevant directement ses vaisseaux de l'aorte.

OBSERVATION III

(Saint-Ange).

L'enfant qui fait le sujet de cette observation était du sexe
masculin, petit et faible, né avant terme et âgé de deux jours
au moment de sa mort. Sa taille était de treize pouces trois
quarts et son poids de trois livres un tiers.

Rien de bien remarquable à l'autopsie, si ce n'est le volume
exagéré du foie et les anomalies de l'appareil urinaire. Le
rein gauche se trouvait placé en partie dans l'excavation du
bassin. Il était en rapport par sa face postérieure avec la dernière vertèbre lombaire et la face antérieure et supérieure du
sacrum ; sa face antérieure était cachée par le péritoine qui la
recouvrait immédiatement et dans toute son étendue, et par le
rectum qui la traversait à sa partie supérieure.

Le bord interne était très concave, à sa partie moyenne, on
voyait l'origine de l'uretère, à son côté externe, se trouvait

le rectum qui appuyait sur le bord du rein. Le bord externe était convexe ; il était côtoyé par l'artère iliaque primitive, qui, arrivée au lieu de sa bifurcation, se trouvait recouverte par ce bord... Le sommet supérieur du rein se trouvait placé dans l'angle formé par les deux iliaques primitives. Le sommet inférieur était placé dans le bassin derrière la vessie et l'artère ombilicale gauche.

L'artère rénale gauche naissait de la partie antérieure supérieure et interne dé l'iliaque primitive gauche, le plus près possible de son origine ; son calibre ne le cédait en rien, à celui de l'artère rénale droite. Une autre artère plus petite, naissant de la partie postérieure supérieure et interne de l'iliaque primitive, gagnait le bord interne du rein, pénétrait dans cet organe et allait s'anastomoser avec l'artère rénale.

L'artère rénale droite naissait dé l'endroit ordinaire. Le rein droit avait presque une fois et demie le volume du gauche ; son uretère qui naissait immédiatement au dessous de la veine rénale était plus long que le gauche. La capsule surrénale gauche occupait sa place normale, n'ayant pas suivi le rein dans son déplacement.

OBSERVATION IV

(Schütze, traduction inédite.)

Enfant de six mois qui mourut subitement de convulsions. A l'autopsie on trouva le rein gauche au niveau du détroit supérieur, du côté interne du muscle psoas, au devant de l'artère iliaque primitive. Il était entouré par le péritoine. L'artère rénale gauche naissait à un demi-pouce seulement au-dessus de la bifurcation de l'aorte.

OBSERVATION V

(*Archives des maladies de l'enfance*, 1898.)

Une fillette née le 28 février 1897, entre à l'hôpital le 1er avril et meurt le 2, à l'âge de trente-trois jours. C'était une enfant pâle, maigre, au teint bistré, avec coryza, fissures des lèvres, ulcérations aux fesses, en un mot syphilitique. Nourrie au sein par sa mère. A l'autopsie faite le 4 avril 1897, nous trouvons un foie rouge cerise, pesant 170 grammes (poids de l'enfant 2.550 grammes), un thymus de 3 grammes, un cœur de 20 grammes, une rate énorme (27 grammes). L'estomac n'était pas dilaté (80 centimètres cubes). Poids de l'encéphale, 410 grammes (370 pour le cerveau, 35 pour le cervelet et la protubérance). Les capsules surrénales, très grosses, pesaient 3 grammes ensemble. Le rein droit pesait 13 grammes, le rein gauche 14 grammes. Mais ce qui fait l'intérêt de cette observation, c'est que les deux reins étaient déplacés et flottants dans l'abdomen. Le rein gauche surtout était porté en avant et très mobile ; le rein droit l'était un peu moins.

Si cette enfant avait vécu, elle aurait pu présenter plus tard une ectopie rénale, dont l'origine congénitale n'aurait même pas été discutée.

OBSERVATION VI
(Archives des maladies de l'enfance, 1898.)

Une fillette, née le 6 janvier 1897, entre le 30 mars à l'hôpital et succombe le 6 avril, à l'âge de trois mois. Cette enfant, comme la précédente, est hérédo-syphilitique.

Poids à l'entrée, 2,450 grammes. L'autopsie, faite le 8 avril, a montré un estomac petit (80 centimètres cubes), une rate grosse (20 grammes), un foie de 145 grammes, et des reins ectopiés. Le rein droit pesant 15 grammes, flotte librement dans la fosse iliaque ; le rein gauche, pesant également 15 grammes, présente un déplacement analogue.

Ainsi, dans ces observations, nous voyons que le rein ectopié congénitalement, est un rein qui s'est développé ailleurs qu'en sa place normale, qui contracte de nouveaux rapports, entraînant des anomalies vasculaires.

Nous ferons également remarquer que deux enfants étaient syphilitiques héréditaires. Peut-être faut-il voir dans les anomalies rénales trouvées à l'autopsie, une des manifestations de cette maladie, qui s'accompagne si souvent de malformations de diverse nature.

Peut-être la question du rein ectopique congénital semble-t-elle un peu en dehors de notre sujet, mais nous avons tenu à présenter un aperçu de cette intéressante question pour deux raisons. D'abord c'est qu'elle nous donne quelques notions d'anatomie pathologique utiles à connaître, quand on étudie le rein mobile, ensuite et c'est là la raison principale, parce que le rein ectopique congénital peut devenir mobile. Dans une thèse soutenue récemment devant la Faculté de médecine de Paris, Delaforgue en rapporte de remarquables exemples. Pour cet auteur, les causes capables de produire cette mobilité du rein ectopique, sont au nombre de trois :

1° Un effort, un traumatisme quelconque ;

2° Une faiblesse des ligaments du rein ;

3° Un relâchement général des tissus.

Deux causes adjuvantes, traumatisme et relâchement, une cause prédisposante, faiblesse des ligaments du rein : c'est la même chose pour le rein situé à sa place normale et qui devient mobile. Mais cette mobilité du rein ectopique est rare. Elle est rare, parce que le rein est ordinairement diminué de volume, parce que son pédicule est toujours très développé et très fort, parce que la capsule adipeuse n'existe pas. Cette mobilité

avait même été niée par Chapuis qui disait : « Le rein
congénital est absolument fixe, non pédiculé, non mobi-
lisable : cette immobilité plus grande dans un rein
ectopié, semble due aussi à une particularité anatomique,
dont les auteurs ne parlent pas : l'absence de capsule
adipeuse. »

Dans les cas que nous avons rapportés, les anomalies
étaient évidentes, accentuées, indéniables ; il est d'autres
cas dans lesquels elles sont beaucoup moindres, le rein
peut être à peine déplacé et nous répéterons avec Albarran : « la différence qui existe entre le rein congénitalement déplacé et le rein mobile, n'est pas si grande
que le fait supposer l'étude des cas extrêmes de chacune des deux catégories. » Dans l'ectopie congénitale, le rein s'est développé dans une situation anormale,
dans le rein mobile, la mobilité est quelquefois congénitale, mais ce qui est surtout congénital, c'est une anomalie dans la résistance, le tonus des moyens de suspension du rein, dans la forme des loges paravertébrales
qui contiennent le rein.

Cette hypothèse est-elle admissible ? Prenons deux
femmes bien constituées, de même force, de même taille,
d'aspect extérieur aussi identique que possible. L'une,
après cinq ou six grossesses, aura des parois abdominales aussi fortes, aussi résistantes qu'à son premier
enfant. L'autre, après un ou deux accouchements, verra
ses parois abdominables perdre leur résistance, son
ventre tomber. Chez l'une, les fibres musculaires avaient
des qualités qui chez l'autre n'existaient pas. Et puisque
ce manque de tonicité est admis pour les muscles des

parois abdominales, puisqu'il est admis aussi pour les
ligaments articulaires (luxations à répétition), pourquoi
ne l'admettrait-on pas pour les ligaments qui soutiennent
le rein? Pourquoi ces ligaments, par suite d'une anomalie congénitale ne seraient-ils pas trop lâches, trop exten-
sibles, trop longs ? prêts à céder sous l'influence de
la moindre cause qui viendra éprouver leur faible résistance.

Cette hypothèse comporte de nombreuses objections
et le plus grand reproche qu'on puisse lui adresser est
de ne pas expliquer pourquoi le rein mobile est beaucoup
plus fréquent chez les filles que chez les garçons? Il est
bien certain que pendant la première enfance la mobilité
rénale semblerait exister avec une égale fréquence dans
les deux sexes, mais le nombre trop restreint de faits
rapportés ne nous permet pas de tirer une conclusion.

Peut-être cette prédisposition énorme du sexe féminin
tient-elle à la faiblesse plus marquée et reconnue par
tous les auteurs des éléments anatomiques chez la
femme.

Peut-être tient-elle à une disposition anatomique
spéciale non décrite encore, à un mode de développement
particulier des ligaments et des moyens de suspension
du rein, à la forme des loges para-vertébrables qui contiennent le rein moins larges en haut et plus ouvertes en
bas chez la femme que chez l'homme.

Il y a là un point à élucider, car, ainsi que nous le
faisions remarquer, les auteurs expliquent cette prédisposition chez les adultes par des causes qui ne sau-

raient se rencontrer chez les enfants, du moins jusqu'à un certain âge.

Pourquoi le rein droit est-il plus souvent mobile que le rein gauche? La raison principale admise aujourd'hui par les auteurs, semble résider dans une disposition anatomique des moyens de suspension et des rapports des reins. Pour Landau, les rapports du rein gauche et du mésocolon correspondant plus court et plus tendu que le droit; la disposition des vaisseaux rénaux qui reposent sur la troisième portion du duodénum, la longueur moindre de l'artère rénale de ce côté, l'union plus intime du rein gauche et de sa capsule par l'intermédiaire de leurs systèmes veineux qui aboutissent à un tronc commun, tandis que la veine surrénale droite se jette directement dans la veine cave inférieure ; enfin les connexions du rein gauche avec le pancréas sont autant de particularités qui permettent de comprendre la fréquence relative du déplacement du rein droit.

Pour Gerota le rein gauche est mieux fixé que le droit parce que la lame prérénale gauche (fascia rénal antérieur) est renforcée par un triple feuillet péritonéal, et ensuite parce que le colon descendant appliqué contre son bord externe lui fournit un solide point d'appui.

Ajoutons la plus grande mobilité du rein droit sous l'influence des mouvements respiratoires et son union au cœcum par un ligament décrit par Tuffier.

La présence du foie à droite, refoulé en bas par une constriction thoracique quelconque, doit être prise aussi en considération. Le rein pincé entre ces organes et la paroi postérieure de l'abdomen serait chassé de sa loge, énucléé comme un noyau de cerise entre les doigts qui le pressent. Les congestions, les hypertrophies de cet organe agiraient de même ; dans plusieurs de nos observations les enfants avaient un gros foie. Cette cause de déplacement a été contestée par plusieurs auteurs.

Plus tard le rein mobile devient l'apanage presque exclusif de la femme. C'est ici qu'on peut faire intervenir ces causes secondaires qui agissent si fréquemment chez la femme pour déterminer un déplacement du rein.

C'est à partir de treize ou quatorze ans que la constriction commence à jouer un certain rôle. Le mécanisme de son action n'est plus à faire. Il ne faudrait pas cependant lui attribuer une importance qu'elle n'a pas. « Sur huit femmes que j'ai observées, dit Landau, aucune ne faisait usage immodéré du corset. » Warneck Müller constate que le rein mobile est beaucoup plus fréquent dans les classes pauvres que dans les classes riches, c'est-à-dire chez des personnes qui ne font pas abus du corset. Mais cet auteur fait remarquer que les jeunes femmes ou les jeunes filles de la classe ouvrière, ont l'habitude de fixer leurs jupes au niveau des hanches par le moyen de lacets étroitement serrés, qu'elles s'enroulent autour de la base du thorax de nombreux cordons qui produisent un véritable étranglement de la région, accusé en permanence par l'existence d'un sillon.

Quelques auteurs comme Gérota ont refusé toute action au corset dans le déplacement du rein. Quand celui-ci est à sa place normale le corset ne ferait que fixer cet organe dans sa position ; mais quand il est déplacé la constriction exercée sur la taille le maintiendrait dans sa situation vicieuse et empêcherait tout retour dans la situation normale.

Si l'influence de la constriction est contestée, on admet aujourd'hui plus généralement une autre cause de déplacement du rein : les grossesses répétées. A ce propos, Weitzker et Hertzka font jouer un grand rôle à la pression intra-abdominale comme moyen de fixité des reins et de tous les viscères de l'abdomen. Il est certain que la diminution de cette pression causée par la distension et la perte de tonicité des parois abdominales est une cause qui favorise les déplacements viscéraux ; c'est ainsi qu'agissent les grossesses multiples et peut-être la dilatation stomacale. L'hypothèse émise par ces auteurs a été confirmée anatomiquement par les recherches de Delitzine et Wolkoff sur le cadavre. Le rein s'abaisserait considérablement quand on ouvrirait la cavité abdominale, le corps étant dans la position verticale. La mobilité du rein ne dépendrait que de l'état d'équilibre intra-abdominal : la néphroptose existerait sans qu'il y ait allongement des ligaments ou des vaisseaux du hile, sans qu'il y ait diminution de résistance du péritoine ni augmentation du volume ou du poids du rein. Ces auteurs refusent un rôle dans le déplacement du rein à la dilatation stomacale pour n'admettre que les grossesses. Alors comment se fait-il qu'il existe des déplacements, des mobilités rénales chez les enfants et qu'ils existent si fréquemment ?

Une autre cause intervient encore pour expliquer la

plus grande fréquence du rein mobile chez la femme que chez l'homme.

Lancereaux avait observé le début des accidents au moment d'une époque menstruelle et la réapparition de ces accidents à chacune des époques subséquentes : « Au moment où s'effectue la fluxion cataméniale, dit Becquet, les reins s'associent à cette congestion des organes génitaux et se tuméfient. Ce fait, moins rare sans doute qu'on ne le suppose, peut être physiologique, ne donne-t-il pas l'explication des douleurs de rein si souvent ressenties au moment des époques, surtout par les femmes qui sont mal réglées ? Ainsi tuméfié et rendu plus pesant, le rein et plus particulièrement le rein droit, fait effort contre les faibles obstacles qui le retiennent et tend à sortir de sa place. Bientôt, la congestion se dissipe et l'organe revient à sa disposition première. Une congestion nouvelle le chasse plus loin, une nouvelle plus loin encore. Le rein, devenu plus lourd chaque fois, par suite d'une résolution d'autant plus incomplète qu'il est descendu lui-même dans une position plus déclive, se maintient plus loin de son point de départ. C'est ainsi que lentement, mais non pas sans souffrances, le rein apparaît libre et flottant dans l'abdomen. »

Constriction, grossesse, ménstruation, voilà bien trois causes qui font du rein mobile une maladie presque exclusivement féminine. Chez l'homme comme chez la femme, même prédisposition congénitale, mais chez la femme causes secondes qui n'existent pas chez l'homme et qui agissent sur des tissus physiologiquement moins solides. Ces causes, moins la grossesse bien entendu, nous les retrouvons chez quelques-unes de nos fillettes. Peuvent-elles expliquer leur mobilité rénale ? C'est très contestable mais nous avons tenu à les signaler.

Il nous reste à rechercher quelles sont les causes secondes qui agissent sur les reins des enfants soustraits aux influences exposées ci-dessus, pour entraîner leur déplacement et leur mobilité quand ceux-ci n'existent pas dès la naissance. Nous pouvons en retenir trois : les secousses de toux, les traumatismes et la dilatation stomacale.

Dans quelques observations, nous relevons en effet la coqueluche parmi les antécédents personnels de nos malades. Les quintes de toux répétées ne sont pas sans ébranler profondément l'organisme, les organes abdominaux en particulier. Il se peut que le rein, et surtout le droit à cause de ses rapports avec le foie, subisse le contre-coup de cet ébranlement et soit chassé hors de la loge dans laquelle il se trouve déjà insuffisamment maintenu par des ligaments trop faibles.

Dans d'autres observations un effort violent, un traumatisme portant sur la région lombaire ont été le point de départ des accidents soit en repoussant l'organe d'arrière en avant, soit en produisant une véritable luxation en bas ou en dedans ; autant de causes dont il est difficile d'admettre l'action sans une prédisposition congénitale.

Chez presque tous les enfants porteurs de reins mobiles nous trouvons une dyspepsie avec dilatation stomacale. Warneck Müller pense que cette dilatation stomacale est la conséquence et non la cause du rein mobile. Il en donne cette explication suivante :

« Le rein droit, sous l'influence de la pression extérieure se déplace en avant et en dedans. Il vient alors comprimer la portion descendante et fixe du duodénum qui se trouve située entre le hile du rein et la colonne vertébrale. L'oblitération partielle subie par l'intestin entraîne une évacuation plus difficile et plus lente du contenu stomacal. Comme les matières alimentaires séjournent plus longtemps dans l'estomac, il en résulte d'abord un accroissement d'activité des fibres musculaires gastriques qui cherchent à triompher de la résistance éprouvée. L'obstacle étant insurmontable il y a relâchement musculaire de l'abdomen, distension et dilatation des parois de l'organe sous la pression des matières alimentaires non évacuées. » Nous ne nous rangeons pas du même avis que Warneck Müller : ce n'est pas la mobilité rénale qui crée la dilatation gastrique, pas plus que la dilatation gastrique ne crée la mobilité rénale : elle la favorise, l'accroît, la rend évidente mais rien de plus. La dilatation de l'estomac joue chez l'enfant le même rôle que joue la grossesse chez l'adulte, elle modifie la pression intra-abdominale. Elle agit incontestablement avec moins de force, c'est vrai, mais il ne faut pas oublier qu'elle agit sur des enfants et non sur des adultes. Du reste la dyspepsie des enfants n'est bien souvent que la continuation de la dyspepsie des nourrissons. Cette maladie, presque toujours liée au rachitisme, « détermine un relâchement général de la sangle abdominale et de tous les liens suspenseurs des viscères. L'enfant n'est pas serré de dehors en dedans par un corset, par une ceinture, mais il est distendu par les gaz qui se développent dans l'intestin, dans l'estomac. » On pourrait objecter que la dilatation stomacale, la dyspepsie est très fréquente et que le rein mobile est rare : mais sur quoi s'appuie-t-on pour soutenir une telle proposition ? Qui donc a recherché la mobilité rénale chez les enfants au cours d'une dyspepsie ? Et le peu d'auteurs qui se sont occupés de la question ont trouvé, au contraire, fréquemment un rein mobile au cours d'une dyspepsie.

Autre question très intéressante encore. En relisant les observations qui ont trait à la dyspepsie chronique de l'enfant nous avons été frappé de ce fait : dans presque la moitié des cas les antécédents héréditaires des petits malades étaient des antécédents névropathiques. Dans presque la moitié des cas, nous avons relevé des tares héréditaires évidentes. Ce n'est pas que nous voulions faire de la dyspepsie une maladie de dégénérescence ; mais quoi d'étonnant en raison de ces antécédents, si nous admettons la théorie de la prédisposition congénitale, de voir le rein mobile accompagner si souvent cette maladie chez l'enfant ?

Une autre conclusion se dégage de ces observations et nombre d'auteurs l'admettent aujourd'hui : c'est que les troubles nerveux observés chez l'adulte en même temps qu'un rein mobile, attribués par certains auteurs à la dyspepsie, ne sont autre chose que les manifestations d'une névrose latente qui existait bien avant la dyspepsie, et quelquefois bien avant le rein mobile. On peut guérir l'une et l'autre, mais ce que l'on ne guérira pas c'est la tare héréditaire et tôt ou tard ses manifestations reprendront le dessus, si l'on n'y prend garde : les exemples abondent.

Souvent aussi, le rein mobile existe au cours d'une entéro-colite muco-membraneuse et Potain frappé par cette coïncidence pensait que cette colite était le point de départ d'une inflammation sous-péritonéale qui se propagerait à la capsule adipeuse du rein. Cette propagation serait facilitée du côté droit par le rapport du colon avec l'extrémité antéro-supérieure du rein sans intermédiaire de mésocolon. Peut-être cette inflammation propagée pourrait-elle expliquer les phénomènes péritonéaux que l'on observe assez souvent avec le rein mobile. Mais bien loin de mobiliser le rein, l'inflammation crée des adhérences solides qui contribuent à le fixer comme nous en rapportons plus loin une observation. Il est reconnu par tous les chirurgiens que le rein mobile est très difficile à décortiquer lorsqu'il s'est accompagné de poussées de périnéphrite au cours de son évolution.

En résumé, le rein mobile chez l'enfant est une affection fréquente. Elle semble reconnaître pour cause une prédisposition congénitale, une faiblesse de l'appareil de suspension du rein, ou bien un déplacement congénita de cet organe. Pendant la première enfance les causes adjuvantes capables d'exagérer ce déplacement ou de le rendre évident sont les secousses de toux, les traumatismes, le gros foie et la dilatation stomacale. Plus tard interviendraient d'autres causes particulières à la femme:

la menstruation, la constriction de la taille et plus tard encore les grossesses. A partir d'un certain âge ces causes secondes pourraient expliquer la fréquence considérable de l'affection chez la femme, mais chez l'enfant elles ne sauraient être invoquées et la cause qui chez lui fait du rein mobile une affection presque exclusivement féminine est encore un problème de pathogénie à élucider.

Enfin, si le rein droit est plus fréquemment atteint que le gauche, peut-être est-ce en raison de sa fixité moins parfaite en raison de la présence du foie qui l'abaisse plus fortement que le gauche pendant les mouvements respiratoires.

Dans un article paru tout récemment dans le *Bulletin Médical*, M. le docteur Guillet nie la théorie de l'hérédité directe ou indirecte au rein mobile : « Si le rein mobile se transmettait directement, on le rencontrerait beaucoup plus souvent dans les toutes premières années de la vie. On peut objecter, il est vrai, qu'on ne songe pas à rechercher cette anomalie chez les tout jeunes enfants. Cependant, depuis un certain nombre d'années déjà l'attention des cliniciens a été attirée de ce côté, et, s'il est vrai que Comby, Guinon, Schutze, etc., ont signalé des cas chez de petits enfants, le nombre de ces observations est cependant trop restreint pour permettre de soutenir cette théorie. » Nous ferons remarquer que si le nombre d'observations de rein mobile chez l'enfant est restreint, c'est parce que les cas observés n'ont pas été publiés : ou bien parce que, souvent cette anomalie a passé inaperçue.

SYMPTOMATOLOGIE

Les symptômes qui peuvent faire soupçonner le rein mobile chez l'enfant sont vagues, peu nombreux et souvent trompeurs. Le plus souvent en effet l'attention se fixe sur un autre organe que sur le rein. On songe à la dyspepsie, à la dilatation stomacale qui coexiste bien souvent, il est vrai, on songe à des névralgies intercostales ou lombaires, à l'appendicite, à la péritonite, etc., et souvent le rein seul est en cause. Dans la symptomatologie du rein mobile chez l'enfant on peut envisager trois cas.

1º Le rein mobile existe seul, il est latent, ne se manifeste par aucun signe subjectif.

2º Le rein mobile coexiste avec d'autres maladies abdominales et les symptômes de ces maladies à part quelques particularités sont les seuls qui attirent l'attention.

3º Le rein mobile, soit par lui-même, soit par les complications qu'il crée, se révèle par des symptômes qui lui sont propres.

Le rein mobile reste latent. L'enfant est venu consulter pour tout autre chose que pour une maladie localisée à la région rénale. Par hasard, ou de parti pris on palpe l'abdomen et l'on trouve un rein flottant. En voici des exemples.

Observation VII (Inédite).

(Communiquée par M. le docteur Comby.)

N... Louise, âgée de 14 ans, entre à l'hôpital le 12 janvier 1897, dans le service de M. le docteur Comby. Son père est bien portant, sa mère est morte il y a trois ans, probablement de tuberculose. L'enfant a une sœur bien portante et un frère. Deux autres frères sont morts : l'un de tuberculose, l'autre de mort violente. Elle a été nourrie au sein et n'a jamais été malade.

A 12 ans, l'enfant commença à souffrir : elle eut ses premières règles il y a huit mois, depuis elle n'a pas revu. Elle se plaint de palpitations, d'essoufflement au moindre effort ; elle n'a aucun appétit et des goûts bizarres : elle mange des grains de café. Son caractère est très irritable. Anesthésie pharyngée, hyperesthésie cutanée.

C'est une enfant pâle, bouffie, ses muqueuses sont décolorées.

L'auscultation du cœur fait entendre un souffle à la base, à l'orifice pulmonaire. Bruit de diable dans la jugulaire.

Pas de troubles dyspeptiques, pas de constipation, pas de fièvre. Rein droit déplacé et mobile : on le sent sous la paroi antérieure de l'abdomen ; il est douloureux à la pression. L'enfant porte un corset depuis l'âge de douze ans.

Le 28 janvier, la malade fait une poussée de température (39°1), elle est très constipée. La température redescend en lysis les jours suivants pour revenir à la normale le 6 février.

Observation VIII

(Archives des maladies de l'enfance, 1898.)

B... Caroline, âgée de 13 ans 1/2, entre l'hôpital le 11 janvier 1898. Mère morte il y a dix ans, de fièvre typhoïde, père tousseur, ayant eu deux pleurésies, sœur de 21 ans, opérée pour des ganglions tuberculeux du cou, sœur de 15 ans et frère de 4 ans bien portants. Nourrie à la campagne, la malade présente du psoriasis depuis l'âge de 4 ans. Elle a été traitée plusieurs fois par l'huile de cade. A 10 ans, elle fait un long séjour à la campagne (trois ans) et son psoriasis reste silencieux. Quinze jours après son retour à Paris, nouvelle poussée de psoriasis. L'examen du ventre montre que le rein droit est déplacé.

Observation IX

(Archives des maladies de l'enfance, 1898.)

A... Jeanne, âgée de 15 ans, entre à l'hôpital le 3 mai 1898 pour un embarras gastrique fébrile de date récente (céphalalgie, vomissements, langue saburrale). L'examen du ventre montre que la vessie est distendue. On sent dans le flanc droit une masse arrondie, fluctuante, qui ne peut être que le rein. L'enfant porte un corset serré. Dyspepsie habituelle, clapotage stomacal jusqu'à l'ombilic.

Observation X

(Archives des maladies de l'enfance, 1898.)

Le 8 juillet 1898, on me conduit une fillette de 8 ans et 9 mois, grosse, joufflue, à cheveux rouges, ayant une cicatrice d'abcès ganglionnaires au côté gauche du cou, sujette aux bronchites. Ces bronchites procèdent par accès et s'accompagnent d'une dyspnée intense, comme s'il s'agissait d'asthme.

Actuellement, l'enfant présente des sibilances dans toute la poitrine ; elle a le nez enchifréné, la gorge rouge, et, quand on abaisse la langue, on aperçoit des traînées muco-purulentes qui descendent sur la paroi postérieure du pharynx. Il existe donc du catarrhe naso-pharyngien et peut-être une poussée d'adénoïdite. A l'examen du ventre, on constate une dilatation assez notable de l'estomac, une augmentation de volume du foie et, enfin, mobilité avec abaissement du rein droit. Constipation habituelle. Dans ce cas, comme dans le cas précédent et la plupart des cas, l'ectopie rénale était restée absolument silencieuse, elle n'a été découverte que par la recherche voulue et systématique.

Prescriptions : ceinture de flanelle pour maintenir le ventre, régime de la dyspepsie, huile mentholée avec pulvérisation contre le catarrhe rhino-pharyngien. Rapide amélioration de ces derniers symptômes, mais persistance de la mobilité rénale.

Dans ces quatre cas, l'attention du médecin était attirée par le psoriasis, par l'embarras gastrique aigu, par la rhino-pharyngite et la bronchite et par la chlorose.

On comprend que les observations de ce genre soient rares.

Cette variété de rein mobile qui ne se révèle par aucun symptôme, doit être recherchée systématiquement et cette recherche n'a guère été faite que par M. le docteur Comby en France et par Rosenthal en Allemagne: « A part de rares exceptions, nous dit cet auteur, nous avons pu rechercher le rein de l'un et de l'autre côté pour avoir des résultats positifs. Parmi 32 fillettes, il n'en est qu'une seule où cette recherche fut impossible à cause de la contraction des muscles abdominaux. Parmi 36 garçons il n'y en eut que 4 sur lesquels cette recherche ne put être faite. Si nous faisons exception de ces 5 enfants nous avons obtenu ce résultat remarquable. Parmi 51 fillettes, il y en avait 26 chez qui le rein droit était perceptible. La partie palpable en effet était très descendue, de la moitié à peu près de la hauteur du rein et même chez deux fillettes plus âgées, de 11 à 12 ans, les deux tiers de l'organe étaient palpables. Parmi 32 garçons trois seulement avaient un rein droit accessible à la palpation et chez deux de ces derniers on pouvait sentir les deux tiers de l'organe. En faisant le pourcentage on peut dire que 50 pour 100 des fillettes et 10 pour 100 des garçons présentaient une plus ou moins grande partie de leur rein droit accessible à la palpation. » (Rosenthal, Therapeut. Monatshefte, 1896.) Ces résultats sont peut-être exagérés, mais il faut cependant en tenir compte et nous croyons que la mobilité rénale latente chez les enfants ne donnant lieu a aucun symptôme subjectif, est chose fréquente, nous ne saurions trop le répéter.

Ces cas du reste n'offrent aucun intérêt au point de vue maladie ; mais ils sont intéressants à connaître au point de vue prophylactique, si ce mot peut trouver sa place ici. Car le rein flottant, qui ne s'était manifesté par aucun symptôme, peut à un moment donné créer des complications d'une certaine gravité, d'un diagnostic souvent fort difficile. Or, le médecin prévenu de cette anomalie rénale aura sa tâche grandement facilitée ; et bien souvent il pourra empêcher, prévenir l'éclosion de ces accidents par un traitement approprié.

Dans une seconde catégorie de faits, nous avons rangé les cas dans lesquels la mobilité rénale coexistait avec une dyspepsie, à une dilatation stomacale. Nous avons montré, en étudiant la pathogénie, combien cette association était fréquente. Nous allons citer quelques observations et nous rechercherons ensuite si la mobilité rénale n'imprime pas à la dyspepsie des caractères particuliers.

OBSERVATION XI

(Archives des maladies de l'enfance, 1898.)

Le 30 janvier 1897, je reçois à l'hôpital des Enfants-Malades, une fille de treize ans, grande, non réglée, souffrant du ventre depuis longtemps. Cette enfant a un appétit médiocre, une soif toujours vive, une constipation habituelle. Elle boit beaucoup, tant à ses repas que dans leur intervalle. L'abdomen est souple, non ballonné ; le bruit de clapotage se perçoit au-dessous de l'ombilic, l'estomac est très dilaté. A gauche, le rein occupe sa place normale. A droite, on sent facilement, derrière le plan musculo-cutané, une masse dure et arrondie, indolente, mobile, qu'on fait voyager dans tous les sens et qui n'est autre que le rein droit déplacé et flottant. L'enfant ne porte pas de corset, mais elle avoue se serrer la taille avec une ceinture.

OBSERVATION XII (Inédite).

(Communiquée par M. le Dr Comby.)

Fillette de onze ans. grande (1 m. 42), pesant 32 kilos : sa croissance a été rapide. C'est une dyspeptique, avec dilatation stomacale : je la soigne depuis plusieurs années ainsi que son père qui est atteint d'entéro-colite muco-membraneuse. Elle appartient à une famille de neuro-arthritiques : la mère est une grande nerveuse : elle souffre d'un ulcère de l'estomac.

L'enfant est pâle, amaigrie, très constipée. Le ventre est souple, non douloureux à la palpation. La cicatrice ombilicale est saillante (pointe de hernie). La palpation profonde montre dans le flanc droit une tumeur ovalaire qui fuit sous la main et qui ne peut être que le rein droit déplacé et mobile. Le foie est normal. Le colon descendant forme une corde dure et tendue que l'on sent aisément. Le thorax est un peu en carène. En somme mobilité du rein droit bien tolérée découverte seulement par un examen attentif.

Observation XIII

(Archives des maladies de l'Enfance, 1898.)

Le 24 mars 1898 on me conduit un garçon de huit ans, nourri au biberon, ayant marché tard, pâle, maigre, dyspeptique ; appétit irrégulier, constipation. Poussée de croissance. Le ventre assez gros est souple, l'estomac tympanisé. Le rein droit assez mobile, porté en avant et en bas, est aisément senti. A gauche on sent la corde que fait le colon descendant rempli de scybales.

Observation XIV

(Archives des maladies de l'Enfance, 1898.)

Le même jour je vois une fillette de sept ans, ayant toutes les trois semaines ou tous les mois des douleurs de tête avec vomissements pituiteux, survenant le matin et durant six ou sept heures. La mère a eu dans son enfance des migraines semblables. Le père est goutteux. L'enfant mange et boit beaucoup, elle prend du cidre en excès. Son estomac est tympanisé, l'auscultation du cœur fait entendre un dédoublement du premier bruit. Scarlatine, fièvre typhoïde il y a six mois. La palpation du ventre montre que le rein droit est déplacé et flottant.

OBSERVATION XV (Inédite).

Engénie B..., âgée de treize ans, entre dans le service de M. le Dr Comby, le 25 janvier 1902. C'est une grande fillette pâlotte très développée pour son âge. Son père a 44 ans, il est bien portant mais alcoolique : il fume beaucoup ; sa mère est âgée de 44 ans, elle est sujette à des migraines fréquentes. Elle a un frère âgé de six ans et demi, soigné à l'hôpital pour hémoptysies et une sœur de 7 ans, maladive, faible et nerveuse.

L'enfant est née à terme, a été nourrie au sein, sevrée à 19 mois. Elle a eu sa première dent à 15 mois, a marché à 14 mois. Elle a eu le croup à 5 ans et demi et a été trachéotomisée. Rougeole dans l'enfance.

L'enfant se plaint de l'estomac. Elle ressent des douleurs au niveau de l'appendice xiphoïde et des crises d'étouffements après avoir mangé, depuis un mois environ. En même temps nausées, anorexie. La malade boit beaucoup, deux à trois verres à chaque repas. Depuis le 19 janvier les douleurs ont augmenté, de même les envies de vomir. L'enfant a eu la nuit des renvois et des régurgitations d'un liquide salé et fade.

La langue est légèrement saburrale : la pression de la région épigastrique est douloureuse, l'estomac semble peu dilaté.

La palpation bimanuelle de la région sous-costale droite permet de sentir à deux ou trois travers de doigts à droite de l'ombilic et à son niveau, l'extrémité inférieure d'un corps dur, lisse, qui fuit en haut et en dehors lorsqu'on augmente la pression. C'est le rein déplacé et mobile. Le foie a son volume normal. L'enfant portait un corset depuis deux ans : elle n'est pas réglée.

Le 2 février la palpation du creux épigastrique réveille encore une douleur mais beaucoup moins accusée que les jours précédents. L'appétit est revenu, la langue est bonne.

OBSERVATION XVI

(Archives des maladies de l'enfance, 1898.)

C... Augustine, 14 ans 1/2, entre à l'hôpital le 3 mai 1898. Père suicidé. Mère bien portante, a eu cinq enfants morts-nés ou morts en bas-âge. L'enfant; née à terme, nourrie au biberon, a marché à deux ans. Adénopathies cervicales suppurées à 5 ou 6 ans, amygdales opérées plus tard, rougeole à 8 ans, scarlatine à 9 ans. Réglée en mars 1897, elle a perdu beaucoup de sang en juillet, elle était alors apprentie repasseuse, elle a été obligée d'entrer à l'hôpital.

Au mois d'avril 1898, pas de règles ; à la fin du mois, hémorragies abondantes, qui continuent encore. Pâleur de la peau et des muqueuses, souffle à la base du cœur et au cou. Dyspepsie, clapotage stomacal, constipation, soif vive. Le rein droit est déplacé. Par le repos au lit, l'hémorragie s'arrête. La jeune fille porte un corset depuis plusieurs années, mais elle prétend ne pas se serrer la taille. On lui prescrit un régime approprié à sa dyspepsie et elle peut quitter l'hôpital après quelques semaines, dans un état satisfaisant.

OBSERVATION XVII (*Thèse* Decherf).

Marguerite B..., âgée de 13 ans 1/2, nous est amenée par sa mère asthmatique et rhumatisante, le 3 octobre 1898, pour des douleurs épigastriques assez violentes, survenant avant les repas et reparaissant plus fortes deux heures environ après le repas. Elevée au sein maternel jusqu'à 14 mois, a mangé de la soupe, du tapioca, de la panade, de la bouillie de pommes de terre à partir de 4 mois. A un an, mange de la viande, et à

14 mois boit et mange comme ses parents. Un peu de diarrhée la première année. Marche à 13 mois. Pneumonie à 1 an. Eczéma et impetigo dans la première enfance. A toujours eu de la polydipsie et de la polyphagie ; l'appétit est exagéré le matin et à midi ; ne mange presque pas le soir. Mange très vite, boit beaucoup en dehors des repas. Renvois, éructations. Pesanteur à l'estomac et bouffées de chaleur après les repas. Constipation habituelle. Cette enfant a toujours été très nerveuse, excitée la nuit et le jour ; cauchemars nocturnes. Céphalée depuis très longtemps, ne présentant dans son apparition aucun rapport avec les repas, s'est apaisée un peu depuis un an, c'est-à-dire depuis que les douleurs épigastriques ont fait leur apparition. Névralgie lombaire et intercostale. Pas de stigmates de rachitisme. Rein mobile à droite. Palpitations de temps en temps. Enorme dilatation de l'estomac avec clapotage jusqu'à un travers de doigt au-dessous de l'ombilic. Le foie déborde les fausses côtes de un centimètre. Traitement de la dyspepsie.

OBSERVATION XVIII (*Thèse* Decherf).

Apolline B..., âgée de 14 ans 1/2, dont le père est rhumatisant, se plaint de douleurs névralgiques dans le côté gauche depuis 15 jours (névralgie lombaire et intercostale).

Cette fillette, grande, pâle, maigre, n'est pas encore réglée, elle est très nerveuse (excitation cérébrale dans la première enfance). Céphalée fréquente presque tous les jours après le repas de midi. Cauchemars la nuit. Appétit capricieux. Polydipsie, boit beaucoup au moment et en dehors des repas, environ deux litres par jour. Embarras gastrique assez souvent. Fièvre de digestion. Alternatives de diarrhée et de constipation. Eructations fréquentes. Dilatation de l'estomac, clapotage et tympanisme à un travers de doigt au-dessous de l'ombilic. Rein mobile à droite.

Cette fillette a été nourrie au sein maternel jusqu'à 17 mois, mais d'une façon tout à fait irrégulière, car la mère travaillant à l'atelier, partait le matin à 7 heures pour ne revenir qu'à 11 heures. Première dent à 8 mois, marche à 13 mois. Diarrhée dans la première année. Après le sevrage, elle est soumise à un régime alimentaire très défectueux et boit beaucoup. Traitement ordinaire.

Revue le 15 octobre, la fillette a très bonne apparence. L'appétit est normal. La polydipsie et les vomissements ont cédé ; elle éprouve encore quelques douleurs névralgiques des deux côtés et de la céphalée de temps à autre. Alternatives de diarrhée et de constipation. L'estomac, dont on retrouve la limite inférieure à l'ombilic, semble donc avoir diminué de capacité.

OBSERVATION XIX (Inédite)

(Communiquée par M. le Dr Comby.)

Il s'agit d'une fillette de 13 ans, non encore réglée.

Elle a eu la scarlatine il y a trois mois, sans complications ni suite fâcheuse. Cependant elle a beaucoup grandi en même temps qu'elle pâlissait et présentait des digestions difficiles. C'est une enfant très nerveuse, très émotive qui présente un pouls fréquent (120) sous l'influence de l'examen médical.

L'auscultation du cœur et des vaisseaux du cou ne révèle pas de signes d'anémie, bien que le visage soit pâle et les muqueuses décolorées. Le ventre est souple, non ballonné, l'estomac est très dilaté et le clapotage se perçoit au niveau de la ligne ombilicale. Il n'y a pas de douleurs de ventre spontanées.

La palpation est un peu douloureuse à droite. On sent facilement entre l'ombilic et l'épine iliaque antérieure et supérieure une masse arrondie, un peu sensible, qui fuit sous le doigt et que l'on retrouve à plusieurs reprises. Cette tumeur ne peut être autre chose que le rein droit déplacé et mobile.

OBSERVATION XX

Thèse de Decherf.

H..., garçon, âgé de 11 ans, a toujours été dyspeptique. Appétit capricieux, mangeant beaucoup à certains moments, peu ou pas du tout dans d'autres circonstances. Boit beaucoup aux repas et en dehors des repas. Embarras gastrique assez souvent.

La nuit, réveils fréquents avec crises spasmodiques, il est pris d'une sorte de tremblement et demande à coucher avec son père (terreurs nocturnes). Depuis quelque temps sensation pénible dans le ventre ; ce ne sont pas de véritables douleurs, mais de la gêne, de la pesanteur principalement à droite. En même temps gêne précordiale et arythmie constatée par plusieurs médecins.

L'enfant est examiné le 30 octobre 1898 : langue saburrale, dégoût pour les aliments, intolérance gastrique et vomissements.

Pas de constipation, ventre souple non ballonné. Tympanisme stomacal peu accusé remontant au-dessus du mamelon gauche. La palpation de l'hypochondre droit est peu douloureuse ; à ce niveau on sent une masse arrondie fuyant sous la main, sensible à la pression et qui ne peut être autre chose que le rein déplacé. A l'auscultation du cœur on trouve des battements irréguliers intermittents sans souffle à aucun orifice. On conclut non à une lésion organique mais à un trouble du rythme cardiaque par auto-intoxication.

OBSERVATION XXI (Inédite.)

(Communiquée par M. le docteur Comby.)

Louise B..., entre à l'hôpital des Enfants-Malades dans le service de M. le docteur Comby le 30 janvier 1897. Son père alcoolique est atteint d'une bronchite chronique ; sa mère bien portante est une nerveuse. Elle a eu plusieurs frères et sœurs. Une sœur est morte de méningite à dix-huit mois, un frère est mort tout enfant, un autre mort en naissant, une sœur de onze ans bien portante mais atteinte de laryngite, une sœur de un an bien portante.

L'enfant qui nous occupe est âgée de treize ans et demi : elle a été nourrie au sein jusqu'à 18 mois, elle a marché à 13 mois. A sept ans elle eut le croup et subit la trachéotomie. Elle n'est pas encore réglée.

Le 24 janvier l'enfant s'est mise au lit avec des douleurs dans la tête, les membres, le ventre et des étourdissements. Le soir elle eut de la fièvre et du délire, en même temps elle se mit à tousser d'une toux sèche quinteuse sans expectoration.

Le 30, elle entre à l'hôpital. C'est une fillette grande, de belle apparence : elle n'a pas de fièvre et se plaint de douleurs de ventre. L'abdomen est souple, pas de tympanisme, pas de rétraction. La palpation de l'estomac montre que cet organe clapote jusqu'au-dessous de l'ombilic.

C'est une dyspeptique : l'appétit ne fut jamais bon, la soif était toujours vive : de la bière, du vin, du café servaient à la calmer. Pas de diarrhée ni de constipation. La palpation du flanc droit permet de sentir une tumeur arrondie ovalaire qui ne peut être que le rein déplacé. L'enfant se serre la taille avec une ceinture au point de s'attribuer des réprimandes maternelles.

Le 10 février, la malade se plaint de douleurs de tête dans la région frontale, d'étourdissements, de maux d'estomac, de nausées. Elle a très faim, sa vue est un peu voilée (mouches volantes). Elle a des épistaxis dues à un polype.

Des crises analogues se reproduisaient assez souvent et duraient trois à quatre jours ; depuis un an elles reviennent toutes les semaines.

Un an après la malade vient à la consultation. Le 23 novembre 1897 elle aurait ressenti une douleur dans le côté droit. Elle

entre à l'hôpital le 29 novembre. A la palpation du flanc droit
on constate quelques points douloureux. Le rein droit est toujours déplacé en avant et un peu en haut, mais il n'est pas
abaissé. Il est légèrement douloureux à la pression.

OBSERVATION XXII (inédite.)

A... Eugénie, âgée de 14 ans, est amenée par sa mère, le
22 janvier 1902, à l'hôpital des Enfants-Malades dans le service
de M. le docteur Comby.

C'est une enfant très grande, sa croissance fut rapide. L'état
général paraît bon : le faciès est coloré. Les antécédents héréditaires ne nous apprennent pas grand'chose. Le père a qua-
rante-sept ans : il est de santé délicate. La mère a trente-
neuf ans et se porte bien. L'enfant fut nourrie au biberon par
sa grand'mère, sevrée à deux ans. Première dent et marche
précoces. Rougeole dans l'enfance.

La malade est réglée depuis dix mois. Depuis quinze mois
environ, elle est prise chaque jour de douleurs abdominales,
de coliques : ces douleurs n'ont pas de localisation précisé, elles
se montrent surtout le soir vers huit heures et demie après le
diner et le matin au réveil. Elles surviennent brusquement, ne
sont pas très violentes, durent trois quarts d'heure. Elles disparaissent progressivement. La malade n'a jamais eu de vomissements ; elle est un peu constipée, c'est une grande buveuse,
une dyspeptique, elle a peu d'appétit. L'estomac est dilaté et
clapote au-dessous de l'ombilic : les céphalées sont fréquentes.

A la palpation du ventre on sent dans la région iliaque droite
une tumeur arrondie, lisse, volumineuse, mobile, qui fuit sous le
doigt. Il s'agit du rein droit déplacé. A gauche rien n'est perceptible. On remarque une scoliose légère à concavité droite.
L'enfant porte un corset depuis l'âge de huit ans. Depuis deux
ans seulement ce corset est muni de baleines.

On ordonne le traitement suivant :

1º Suppression du corset ou en porter un très lâche et peu serré.

2º Porter une ceinture de flanelle enveloppant l'abdomen.

Observation XXIII

(Archives des maladies de l'enfance, 1898.)

Une fille de quinze ans, grande, rose, joufflue, se présente le 23 mars 1898. Elle est réglée depuis deux ans, mais avec des intermittences de quatre à cinq mois, digère mal, souffre de l'estomac (gaz, pesanteur, douleur sourde après le repas). Elle a été élevée au biberon. On sent très nettement le rein droit déplacé.

Observation XXIV (inédite.)

(Communiquée par M. le docteur Comby.)

Lucie F..., âgée de quinze ans, entre dans le service de M. le docteur Comby.

En 1889 son père eut une grippe, resta malade deux ans et mourut d'une pleurésie en 1891 à quarante-cinq ans. La mère est âgée de quarante-deux ans, bien portante mais sujette à des migraines qui reviennent régulièrement tous les quinze jours depuis l'âge de douze ans. Elle a eu dix enfants, les a nourris, mais cinq sont morts en bas âge : les autres sont bien portants : sauf la malade qui fait le sujet de cette observation.

Cet enfant est née à terme, a été nourrie par la mère jusqu'à quatorze mois, a marché de bonne heure, à douze mois, a mis sa première dent à six mois. Coqueluche à deux ans. Rougeole à six ans, scarlatine à douze ans. Pas encore réglée.

Il y a deux ans et demi elle entra à l'hôpital pour douleurs abdominales, et constipation : elle y resta trois mois. Peu de temps après sa sortie elle entra de nouveau pour la même cause.

Depuis sa sortie sa santé est restée chancelante : elle n'a aucune aptitude au travail, des céphalées, des douleurs de ventre fréquentes et de la constipation. Tout cela revient par accès entrecoupés de périodes de calme complet.

Depuis trois jours l'enfant est alitée : elle a de la diarrhée, des céphalées surtout le soir, des vertiges quand elle est debout. Elle accuse une grande faiblesse. Son faciès est celui d'une anémique, la peau et les muqueuses sont décolorées. L'amaigrissement est très marqué.

La pointe du cœur bat dans le quatrième espace en dedans du mamelon. Pas de palpitations ni de battements tumultueux: pas de frémissement à la palpation. Léger souffle à la base dans le deuxième espace intercostal gauche : il se propage avec redoublement dans les gros vaisseaux du cou. Le pouls est petit et bat à 104. Rien du côté de l'appareil respiratoire : la poitrine est assez bien développée.

L'enfant est très agitée la nuit et dort mal : c'est une nerveuse très colérique, mais elle n'a jamais eu d'attaques ni de convulsions. La sensibilité conservée au contact est très diminuée à la douleur. Rien du côté des organes des sens. Aucun trouble de l'intelligence.

La langue est légèrement saburrale : l'inappétence est absolue : l'enfant manifeste un dégoût marqué pour les aliments solides et pour la viande. La soif est vive. Des nausées surviennent quand l'enfant est debout, mais il n'y a pas de vomissements. Le ventre n'est ni ballonné, ni déprimé : il existe une légère douleur au creux épigastrique. L'estomac clapote jusqu'à l'ombilic, il y a du gargouillement dans le colon : la constipation habituelle a fait place à de la diarrhée. Du côté de l'appareil génital l'enfant n'éprouve aucune souffrance. La région lombaire droite est douloureuse et la palpation permet de sentir le rein droit déplacé et mobile. Le traitement est celui de la dyspepsie, repos au lit et régime approprié.

Le 27 octobre il y a une amélioration : les téguments sont un peu colorés et les muqueuses sont moins pâles. Le souffle systolique de la base a disparu; les selles sont régulières.

OBSERVATION XXV

(Archives des maladies de l'enfance, 1898.)

Le 12 janvier 1897, est entrée à l'hôpital des Enfants-Malades, une grosse fille de quatorze ans, chlorotique. Cette enfant, apprentie blanchisseuse, travaille debout toute la journée ; elle est très fatiguée, très pâle, dyspeptique. Elle est réglée depuis trois mois.

En explorant le ventre, qui est mou et se laisse aisément déprimer, on trouve une sensibilité profonde dans le flanc droit, et on sent bientôt un corps arrondi ovalaire qui fuit sous la main. En même temps la jeune fille accuse de la douleur. A gauche rien de semblable. Cette mobilité du rein droit est restée latente jusqu'à ce jour. Depuis deux ans l'enfant porte un corset assez serré.

Analysons ces observations et cherchons si les signes subjectifs étaient suffisants pour attirer l'attention sur la mobilité rénale.

Parmi les antécédents héréditaires de nos malades nous relevons plusieurs faits intéressants. Dans plusieurs cas la mère était migraineuse ou très nerveuse, dans un autre cas le père s'était suicidé et la mère avait donné le jour à cinq enfants morts-nés. Enfin dans un autre cas la mère était nettement neurasthénique. Ces anté-

cédents, stigmates évidents de dégénérescence, que
nous retrouverons dans nombre d'autres observations,
peuvent-ils nous mettre en éveil et nous faire songer à
cette autre maladie, le rein mobile, peut-être lui aussi
stigmate de dégénérescence ? Oui, mais n'exagérons pas
la valeur de ce symptôme. Nous avons montré en étudiant
la pathogénie que dans bien des cas de dyspepsie avec
gros estomac et gros ventre, on retrouvait les mêmes
antécédents héréditaires et dans nombre de cas il n'est
pas parlé du rein. Néanmoins quand de pareils signes
se rencontreront très accusés il sera bon de rechercher
le rein méthodiquement par la palpation de l'abdomen.
Dans nombre de cas aussi nous relevons chez les parents
des manifestations arthritiques évidentes (gouttes, rhumatisme, asthme). Le fait a déjà été signalé par M. le
docteur Comby.

Beaucoup de nos observations concernent des fillettes
très grandes pour leur âge : leur croissance s'est faite
rapidement : elles sont ordinairement bien constituées,
plutôt grasses que maigres avec toutes les apparences
extérieures de la santé la plus parfaite. Parmi leurs antécédents personnels nous relevons plusieurs faits intéressants. Plusieurs portaient un corset, l'une d'elles se
serrait la taille avec une ceinture d'une manière exagérée. Plusieurs avaient de l'excitation cérébrale, étaient
sujettes à des migraines, à de la céphalée, de l'insomnie,
symptômes que peut expliquer en partie la dyspepsie.
Chez deux enfants nous avons noté des affections cardiaques et une fièvre typhoïde, chez les autres enfin
les maladies ordinaires du jeune âge, scarlatine, rougeole.

Plusieurs de nos malades étaient chlorotiques. Enfin, chez tous : la dyspepsie.

C'est la maladie des enfants dont l'alimentation a été vicieuse : le biberon, le sevrage prématuré ou trop brusque, l'ingestion d'aliments indigestes se rencontrent à l'origine des accidents. Le plus souvent le rachitisme s'est installé. L'enfant mange de tout, il mange trop, les aliments arrivent dans l'estomac au milieu ou à la fin d'une digestion antérieure, l'organe est surmené, il s'épuise, se laisse distendre et peu à peu la dilatation s'établit. Au début l'appétit est exagéré, l'enfant est gros, gras, a bonne mine : rien d'étonnant puisqu'il se gave. Plus tard l'appétit disparaît, reste la soif : le malade boit et boit beaucoup, et souvent les boissons les plus irritantes (vin, café, bière, cidre) qui vont encore léser plus profondément sa muqueuse gastrique, exciter davantage son système nerveux. Polyphagie d'abord, polydipsie ensuite. L'enfant maigrit ; la constipation est habituelle, des vomissements, des éructations nidoreuses apparaissent de temps en temps : l'anémie, la dyspnée, les complications pulmonaires, cutanées, nerveuses, cardiaques entrent en scène, véritable cachexie dyspeptique particulière à l'enfance.

Les signes objectifs donnent de précieux renseignements. Le ventre est souple dans toutes ses parties ; à la percussion, l'estomac rend un son tympanique : et l'on peut percevoir le bruit de clapotage au niveau ou au-dessous de l'ombilic. La douleur existe, mais elle est locale, limitée à la région épigastrique : elle n'a pas l'intensité des douleurs de l'adulte qui souffre de gastrite hypo ou hyperpeptique : souvent il faut la réveiller par la pression et elle se manifeste surtout au moment des repas.

Tel est le tableau symptomatique et résumé le plus brièvement possible de la dyspepsie des enfants : c'est celui que nous trouvons dans presque toutes nos observations de rein mobile. Et quelquefois rien autre chose, aucun signe subjectif précis n'attire l'attention vers la région lombaire et, n'était la coïncidence fréquente et reconnue du rein mobile et de la dyspepsie, la mobilité rénale aurait pu passer totalement inaperçue. Il n'en est pas toujours ainsi et quelquefois certains symptômes bien fugitifs et bien vagues peuvent attirer l'attention du côté du rein ; mais si vagues soient-ils, ils devront éveiller l'attention et faire naître l'idée de palper la région lombaire où l'on reconnaîtra quelquefois un déplacement et une mobilité du rein.

Si nous reprenons nos observations, nous lisons dans l'observation XI : « fille de 13 ans, enfant grande, non réglée, souffrant du ventre depuis longtemps », dans l'observation XIII l'enfant souffrait de névralgies lombaires et costales, dans l'observation XVIII il s'agit d'une fillette de 14 ans 1/2, grande, pâle, maigre, très nerveuse, présentant des douleurs névralgiques des deux côtés. Dans les observations XIX et XX la palpation est un peu douloureuse à droite : enfin dans l'observation XXII des douleurs reviennent brusquement surtout le soir, durent trois quarts d'heure et disparaissent progressivement,

La douleur : voilà bien un signe qui permet de soupçonner le rein mobile. Nous ne parlons pas de cette douleur bien localisée à la région lombaire, dans un des flancs, dans un des hypochondres, et qui attire aussitôt l'attention sur la région du rein : nous en rapporterons des exemples très nets dans un instant. Mais c'est une douleur indéterminée, vague et qui se pourrait attribuer à la dyspepsie d'abord, à des névralgies ensuite. A la dyspepsie ? Mais dans cette maladie les enfants n'éprouvent souvent aucune souffrance, s'ils se plaignent, c'est parce que la station debout leur est pénible, ils sont tout de suite las, la moindre marche les fatigue, le moindre exercice les abat : on croit à des douleurs de croissance. Du côté de l'abdomen il est rare que les malades accusent de véritables douleurs : la pression même à l'épigastre n'est pas sensible : « Cependant on voit quelquefois des enfants se plaindre d'un gonflement pénible après le repas, de gastralgie, d'entéralgie, de coliques plus ou moins marquées. D'autres ont un point douloureux au côté gauche, au niveau de la grosse tubérosité de l'estomac. Quelques-uns accusent une sensation de poids qui persiste longtemps et qui siège à l'épigastre. Cette pesanteur semble traduire l'arrêt des aliments dans le ventricule. La plupart ne souffrent nullement d'une maladie pour eux absolument latente. » (Comby.)

Un rein mobile vient-il compliquer la dyspepsie, les douleurs paraissent ou prennent des caractères particuliers. L'enfant se plaint, il localise sa douleur en tel ou tel point de son abdomen, le plus souvent à droite, surtout quand on palpe en déprimant un peu fortement les parois. La douleur peut persister de longs mois, malgré le traitement ; elle s'établit lentement, elle est profonde, elle est continue ; parfois elle procède par accès brusqués, comme dans l'observation XXII.

Et tout cela caché, noyé pour ainsi dire au milieu des signes de la dyspepsie. Rien de net, rien de précis ; douleur et rien de plus, si ce n'est le manque même d'explication de cette douleur. C'est elle qui attire l'attention du clinicien et du malade. C'est à cause d'elle que l'enfant nous est amené par ses parents. Oui, il est des dyspepsies infantiles douloureuses, c'est vrai. Mais elles sont l'exception ; il ne faut donc pas trop se presser d'attribuer à la dyspepsie ces douleurs vagues dont se plaint l'enfant. Aussi, toutes les fois qu'un enfant dyspeptique vous sera présenté et que cet enfant accusera des douleurs abdominales, si fugaces, si indéterminées, soient-elles, quelle que soit leur localisation, leur intensité, leur force, leur durée, songez à la possibilité d'un rein mobile et recherchez-le méthodiquement.

Surtout, méfiez-vous de ces douleurs dites névralgiques. Névralgie, voilà un mot beaucoup trop employé et qui ne sert bien souvent qu'à masquer notre incertitude. Oui, la névralgie peut exister au cours d'une dyspepsie ; elle peut même s'accompagner de zona. Mais c'est une douleur superficielle, qui présente des points fixes, qui passe ordinairement assez vite. Méfiez-vous de ces douleurs profondes, vagues, exagérées à la pression en un point siégeant à la région costale inférieure ou à la région lombaire, souvent inexplicables ou plutôt inexpliquées ; le rein en est la cause, cherchez-le, vous le trouverez mobile, soutenez-le, fixez-le, et les douleurs névralgiques disparaîtront comme par enchantement.

Nous venons d'envisager les cas dans lesquels le rein mobile coexistait avec la dyspepsie, nous avons vu qu'il était des circonstances dans lesquelles le diagnostic par les signes subjectifs seuls était impossible et des cas dans lesquels un symptôme attirait l'attention, la douleur. Il existe une autre catégorie de faits d'un diagnostic encore plus délicat peut-être : c'est quand le rein mobile existe en même temps que d'autres affections abdominales douloureuses. Dans ces cas, il faut analyser de plus près encore les faits, pour distinguer les phénomènes rénaux, des phénomènes intestinaux, et bien souvent la distinction est à peu près impossible. Voici quelques observations.

OBSERVATION XXVI (Inédite.)

(Communiquée par M. le docteur Comby.)

Je vois le 11 juillet 1901 un jeune garçon de douze ans qui souffre d'entérite muco-membraneuse. Ses parents sont nerveux et arthritiques. C'est un bien bel enfant qui fut nourri au sein jusqu'à quinze mois. Depuis il a mangé beaucoup trop et trop de viande.

Des poussées d'entérite muco-membraneuse sont survenues avec sang, glaires, membranes et tous les symptômes.

L'enfant présente des végétations adénoïdes : son ventre est gros, souple, l'estomac est peu dilaté. Rien au cœur ni aux poumons. Par la palpation on sent aisément à droite une masse dure et arrondie qui se déplace au-dessous du foie : il s'agit du rein droit dont la mobilité est évidente.

Observation XXVII

(Archives des maladies de l'enfance, 1898.)

Une fillette de cinq ans et demi, observée le 22 juin 1897, a été nourrie au sein ; mais elle a souffert d'entérite à diverses reprises, et n'a pas eu moins de douze poussées depuis quatre ans. Elle porte une double hernie inguinale. C'est une enfant qui mange peu et qui boit beaucoup. Les accès d'entérite qu'elle présente se caractérisent ainsi : douleur abdominale quoique le ventre reste souple, selles répétées peu abondantes, compo-sées de glaires, de mucosités mousseuses, de débris membra-neux, de sang quelquefois. En somme la maladie n'est autre chose qu'une entérite muco-membraneuse avec ses rémissions et ses exacerbations habituelles. Il s'agit d'ailleurs d'une enfant dyspeptique, très buveuse, ayant fréquemment des terreurs nocturnes. A l'examen du ventre on trouve le foie gros, dépas-sant sensiblement les fausses côtes ; la rate n'est pas augmen-tée de volume. L'estomac semble dilaté car l'on perçoit du cla-potage près de l'ombilic, et une sonorité tympanique sous le mamelon gauche. On sent à gauche, par la palpation profonde, une corde dure et verticale qui répond au colon descendant. A droite on arrive facilement à sentir le rein droit qui se pré-sente comme une masse ovoïde, mobile, flottante dans l'abdo-men. Ce rein est donc abaissé, déplacé, mobile. Cepen-dant il n'est pas douloureux à la pression et l'enfant n'en a jamais souffert.

Le 15 décembre 1897 je revois cette fillette actuellement âgée de six ans. Elle a eu une crise aiguë d'entérite au mois d'août, à Châtel-Guyon où elle était allée sur mon conseil. Elle a été obligée d'interrompre cette cure et a dû se borner à suivre un petit traitement à domicile.

L'enfant a bonne apparence, elle a engraissé.

Elle ne souffre ni de l'estomac, ni de l'intestin, ni du rein.

A la palpation du ventre je constate nettement la mobilité du rein droit. Le tympanisme stomacal a diminué, il ne remonte pas au-dessus des fausses côtes, mais le clapotage se perçoit à l'ombilic; l'estomac est donc plutôt abaissé que dilaté. On ne sent plus la corde colique descendante, et le bord du foie ne dépasse pas les fausses côtes. Un frère de la fillette âgé de quatre ans, gros mangeur, a eu des crises d'entérite pseudo-membraneuse, semblables à celles de son aînée, avec prolapsus rectal, mais son rein n'est pas mobile. Dans cette famille, du reste, on a très facilement des accidents intestinaux, et la mère elle-même, a eu à Châtel-Guyon une poussée d'entérite muco-membraneuse avec sang dans les garde-robes, comme ses deux enfants.

Dans ces deux cas, le rein mobile s'accompagnait d'entéro-colite muco-membraneuse et dans un des deux cas, le rein mobile ne fut découvert que par la palpation voulue de la région lombaire, rien ne pouvait en faire soupçonner l'existence. Comment pouvait-il en être autrement? Le médecin voit l'enfant en pleine crise ; c'est un dyspeptique, un constipé qui éprouve des besoins impérieux d'aller à la selle ; il rend des matières dures, moulées, liquides, plus ou moins verdâtres. quelquefois striées de sang, d'odeur putride, et des fausses membranes, facilement reconnaissables, souvent le tout s'accompagne de douleurs assez vives, de coliques. Telles étaient les choses dans l'observation XXVII. Comment, dans un tel milieu symptomatique reconnaître un rein flottant : c'est vraiment impossible si l'on ne songe pas à pratiquer la palpation méthodique.

Mais il n'en est pas toujours ainsi, et quand on peut revoir l'enfant dans l'intervalle des accès, le ventre est souple, non douloureux, il se laisse facilement palper. Si la palpation réveille quelque douleur, si la douleur se localise à droite, songez au rein mobile ; si la douleur persiste après les crises, si elle ne trouve pas son explication dans les phénomènes intestinaux, constipation, coprostase, coliques, si elle ne cède pas au traitement habituel de l'entéro-colite muco-membraneuse, songez encore au rein mobile et ne négligez pas de palper les flancs de votre petit malade. En somme, dans l'entéro-colite, comme dans la dyspepsie, les symptômes qui peuvent faire soupçonner un rein mobile sont des symptômes bien flous, bien vagues et qui le plus souvent passent inaperçus ou ne sont pas rattachés à leur véritable cause.

Il n'en est pas toujours ainsi et dans une certaine catégorie de faits la mobilité rénale donne naissance à une série de symptômes qui forcent l'observateur à porter ses investigations du côté de la région rénale. Les observations que nous allons rapporter maintenant diffèrent totalement de celles qui jusqu'ici ont retenu notre attention. Les signes diffus mal localisés vont prendre plus de précision, s'accentuer : nous avons vu le rein mobile latent ignoré presque toujours, nous allons voir le rein mobile à grand fracas, avec quelquefois toutes les allures d'une affection aiguë. Et chose curieuse, dans ces formes extrêmes, les symptômes observés semblent se rapporter à tout autre organe qu'au rein : on peut les attribuer à l'intestin, au péritoine et surtout à l'appendice.

Ce sont là les cas vraiment intéressants de la maladie : il faut bien les connaître pour éviter des erreurs de diagnostic et surtout pour ne pas se lancer dans une thérapeutique inopportune au grand détriment de nos petits malades.

Voici quelques observations pour fixer les idées sur cette troisième catégorie de reins mobiles.

OBSERVATION XXV (inédite)

(Communiquée par M. le docteur Comby.)

Il s'agit d'une fillette de douze ans, grande, forte, au teint coloré, mais apathique. La mère est sourde depuis quelque temps, elle est atteinte de rhumatisme chronique, le père est un rhumatisant. Les grands-parents aussi bien du côté du père que du côté de la mère étaient des goutteux. En somme, c'est une famille d'arthritiques.

La fillette se plaint de lassitude, de douleurs vagues dans les jambes, de douleurs dans le côté droit quand elle marche vite ou court un peu. L'appétit est irrégulier, la soif vive, les digestions sont lentes, il y a tendance à la constipation. L'enfant est très nerveuse, elle présente fréquemment des battements de cœur. Elle est réglée depuis trois mois et assez mal, des pertes abondantes surviennent à des intervalles inégaux.

A l'examen, on ne trouve rien au cœur ni aux poumons. Le ventre n'est pas ballonné, il est souple. On perçoit à la percussion de l'épigastre un bruit de clapotage qui descend à l'ombilic, l'estomac est dilaté. La palpation du flanc droit dénote la présence d'une tumeur ovoïde un peu sensible et qui fuit sous la main. On a très nettement la sensation du rein flottant. A gauche rien de semblable.

La fillette ne porte pas de corset et ne se serre pas la taille. Elle n'a qu'un simple maillot qui sert à attacher ses jupes.

Son frère, âgé de huit ans, très nerveux (tics), présente également de la dilatation de l'estomac, mais n'a pas de rein mobile.

OBSERVATION XXIX

Keppler (Traduction inédite).

M. O..., âgée de dix ans, née de famille polonaise, habitant Berlin, a eu la coqueluche il y a six ans. A part cette maladie, la santé est bonne. Cependant l'enfant est chétive, a peu d'appétit et une prédilection marquée pour les aliments non cuits, pain, fruits. Elle n'a jamais souffert de constipation ni de diarrhée. Depuis quatre semaines cette enfant se plaint de douleurs progressives à l'hypogastre, douleurs qui s'irradient en avant et de haut en bas.

Depuis longtemps sans douleurs, elle éprouvait de fréquents besoins d'uriner ; quelques pertes blanches étaient survenues une fois, mais sans importance.

L'enfant n'est pas trop amaigrie et ne présente, à l'examen physique, rien d'anormal, ni du côté des organes thoraciques ni du côté du foie ou de la rate. Dans l'hypogastre, à la palpation bi-manuelle, sous le rebord costal droit, sur le trajet d'une ligne horizontale passant à égale distance de l'ombilic et du pubis, on sent une tumeur mobile de la grosseur d'un œuf de poule, indolore même à une forte pression.

Cette tumeur présente un hile dirigé en arrière et en dedans et un bord convexe qui regarde en avant et en dehors. On ne perçoit aucune pulsation artérielle. La tumeur se laisse facilement repousser en arrière et en haut dans les lombes, lorsque l'enfant est couchée. Mais au premier mouvement elle descend de nouveau dans la fosse iliaque. L'urine est normale.

Observation XXX

(Schütze, traduction inédite.)

Il s'agit d'un garçon âgé de sept ans, maigre, pâle, endormi, qui se plaint depuis longtemps de douleurs dans l'hypochondre droit, sans autres symptômes de maladie.

Depuis quatorze jours les douleurs se montrèrent plus intenses et plus longues, accompagnées de vomissements. *Elles s'arrêtèrent net.* On ne put faire tout d'abord le diagnostic.

Les appareils sont normaux. La douleur ne résulte pas de la constipation, les évacuations se faisant normalement. Rien d'anormal dans les urines : aucun phénomène douloureux du coté du foie. Les douleurs sont calmées par des lavements donnés dans le décubitus horizontal.

Un examen superficiel de la région abdominale inférieure ne révèle rien d'anormal. Cependant par la pression exercée entre la 12e côte et la crête iliaque, on découvrit sous le rebord des fausses côtes, en plongeant, une tumeur lisse mobile. Ces symptômes firent voir que le rein seul devait être mis en cause ; on pouvait du reste sentir son extrémité ferme et lisse et la maintenir solidement entre deux doigts. Ce rein ne paraissait pas augmenté de volume. Le rein gauche était à sa place et immobile.

On conseilla à l'enfant de porter continuellement une ceinture élastique et depuis les accès douloureux disparurent complètement.

Observation XXXI

(*Thèse* Decherf.)

Louise R..., âgée de 12 ans, vient nous consulter le 21 mai 1898. Cette fillette est grande, maigre, pâle, les muqueuses décolorées. Elle a de la céphalée le soir après le repas : cette cé-

phalée est exagérée quand elle va à l'école. Fièvre de digestion assez souvent le soir. Terreurs nocturnes. Un médecin
consulté la soignait pour une affection pulmonaire et lui. faisait prendre des vins médicamenteux. Cette fillette dont le père
est très nerveux a été élevée en nourrice d'une façon défec-
tueuse ; on lui donnait en même temps que le biberon, des
soupes, de la panade, etc. Elle a toujours été constipée dès sa
première enfance ; son ventre a toujours été très gros. Fut difficile à élever, pleurant et criant sans cesse (excitation cérébrale). Cette fillette n'a pas d'appétit, elle boit beaucoup en dehors des repas. Assez souvent après les repas elle a des nausées,
parfois des vomissements alimentaires. A l'examen de l'abdomen on trouve l'estomac dilaté avec du clapotage à un travers
de doigt au-dessous de l'ombilic. L'enfant se plaint de douleurs dans le flanc droit avec exagération par la marche, la
fatigue et cessation au repos ; on, constate une mobilité très
nette et assez accentuée du rein droit, expliquant des douleurs
assez vives irradiées dans tout l'abdomen. Soumise au traite·
ment.

Revue le 15 juin. L'état de l'enfant ne s'est guère amélioré.
La constipation seule a cédé au traitement. La fillette, nous apprend la mère, a mal suivi le traitement indiqué, en particulier, elle boit encore beaucoup et mange beaucoup de cerises.

Nous la revoyons le 27 octobre 1898 ; la fillette est dans un
état de santé très satisfaisant ; les muqueuses ne sont plus décolorées, les téguments n'ont plus leur pâleur d'autrefois. L'appétit est normal et la polydipsie a cessé. La céphalée et les terreurs nocturnes n'ont fait que de très rares apparitions.
L'estomac est encore dilaté et l'on perçoit du clapotage à un
travers de doigt au-dessus de l'ombilic.

Les douleurs dues au rein mobile ont beaucoup diminué,
grâce au port d'une ceinture de flanelle que nous avions con-
seillé à la malade.

Revue le 2 décembre 1898. La fillette sauf quelques douleurs
lombaires droites, dues au rein mobile, se porte à merveille.

Les muqueuses sont colorées normalement, l'appétit est bon ;
les selles sont régulières en général, mais, de temps en temps,
il y a une légère tendance à la constipation.

OBSERVATION XXXII

(*Archives des maladies de l'enfance*, 1898.)

Le 15 avril, une jeune fille de seize ans, grande, maigre,
non encore réglée, vient à l'hôpital pour des douleurs de ventre
dont elle souffre depuis trois ans; dès cette époque, on a attri-
bué ces douleurs au déplacement du rein droit, puisqu'il a été
question de fixer ce rein par une opération chirurgicale. Si
l'enfant souffrait de son rein à treize ans, il est bien évident
que le déplacement existait depuis longtemps déjà, et remon-
tait peut-être à la première enfance. La jeune fille, nourrie
dans d'assez mauvaises conditions, avait marché tard et était
restée dyspeptique . Depuis le sevrage, elle souffrait de l'estomac, mangeait peu, buvait beaucoup ; elle a été traitée à diverses reprises pour une ectasie gastrique. Le ventre est sou-
plè, facile à explorer, le bruit de clapotage s'entend jusqu'à
l'ombilic et même au-dessous. A la palpation des flancs, on
sent à droite une masse dure, réniforme, sensible à la pression,
en rapport avec la paroi abdominale. Cette masse, maintenue
par des adhérences, est très peu mobile.

La mobilité du rein, très grande autrefois, au moment où il
a été question d'une néphropexie, a disparu à la suite des
douleurs abdominales, c'est-à-dire de poussées péritonitiques
qui ont créé autour du rein une atmosphère fibro-adhésive qui
le bride et le maintient presque immobile dans une place qui
n'est pas la sienne. Le rein gauche n'est pas senti, il occupe
son siège normal.

Observation XXXIII

(Schütze, traduction inédite.)

C'est une fillette maigre et faible qui, à part une rougeole, n'a jamais eu de maladie. Le père était bossu et mourut d'une maladie de cœur. L'enfant, depuis des années, souffre de besoins fréquents d'uriner. Craignant sans motif un début de scoliose, on fit porter à l'enfant un corset serré. Au début, la malade fut prise après le déjeuner de vomissements. Ces vomissements se reproduiraient les jours suivants après chaque repas et même après simple ingestion d'eau. L'abdomen est déprimé, souple ; il existe un point sensible à l'épigastre. Sous le rebord costal droit, on sent une résistance prononcée, la percussion donne de la submatité. A la palpation bimanuelle, au-dessous de la douzième côte on sent entre les doigts une tumeur mobile insensible.

On endort la malade au chloroforme et la palpation permet de décomposer la tumeur en deux parties.

L'une est plus grosse, de nature indéterminée, probablement une anse intestinale bourrée de matières fécales ; l'autre est lisse, régulière, plus consistante et ressemble à un rein ectopié et un peu hypertrophié, dont la pointe arrondie se trouve en bas et en dedans, à mi-chemin de l'ombilic. La tumeur se laisse déplacer facilement de bas en haut. Le rein gauche est à sa place. Sans trop de résistance, on put avec un clysopompe faire passer dans l'intestin une grande quantité d'eau. Celle-ci ressortit lentement, pure d'abord, colorée ensuite en jaune et d'odeur fécaloïde. Il s'en suivit aussitôt la disparition de la flatulence et de la tumeur stercocale.

Au réveil, il y eut des vomissements. Après une nuit tranquille, l'enfant n'accusa plus aucune douleur et les vomissements s'arrêtèrent. La submatité qui existait sous le rebord costal droit disparut après plusieurs évacuations successives et la sonorité redevint normale. La tumeur rénale seule persista au même endroit où on l'avait sentie auparavant. L'enfant se trouve bien du port d'une ceinture élastique.

OBSERVATION XXXIV

(Archives des Maladies de l'enfance.)

Fille de huit ans et demi, entrée à l'hôpital le 5 mai 1898. Mère bien portante, père nerveux et dyspeptique. L'enfant a été nourrie au sein et au biberon ; dyspepsie habituelle, soif vive, constipation, amaigrissement. Il y a six mois, après une fatigue, elle a éprouvé tout à coup de violentes douleurs dans le côté droit du ventre. Ces douleurs ont été calmées par le repos, mais elles sont revenues à diverses reprises, quoique moins fortes. On constate une dilatation de l'estomac (clapotage à l'ombilic), sans symptômes appendiculaires, et on sent le rein droit qui flotte en avant et au-dessous du foie.

OBSERVATION XXV

(Archives des maladies de l'enfance.)

Fille de quatorze ans, entrée à l'hôpital le 21 juin 1898 pour des douleurs persistantes dans le côté droit du ventre, qui ont été prises et traitées pour de l'appendicite chronique. Nourrie au sein, l'enfant a reçu de très bonne heure une nourriture grossière et a toujours été dyspeptique. Le début de l'état actuel remonte à quatre mois. Ayant *voulu soulever un baquet plein d'eau*, l'enfant a senti un craquement douloureux dans la partie droite de l'abdomen ; la nuit suivante elle a vomi à plusieurs reprises. Constipation. La malade a gardé le lit pendant quatre jours. Douleurs persistantes depuis cette époque. Vomissements et diarrhée de temps à autre. Le repos calme les dou-

leurs et, au bout de quelques jours passés à l'hôpital, sans
quitter le lit, l'enfant n'accuse plus de souffrances. L'examen
du ventre montre une grande dilatation de l'estomac avec clapotage au-dessous de l'ombilic ; l'enfant a d'ailleurs de la polydipsie, des alternatives de diarrhée et de constipation, des
terreurs nocturnes, de la céphalée et des bouffées de chaleur
après les repas. A la palpation attentive du flanc droit, on sent
au-dessous du foie une masse arrondie qui ne peut être que le
rein ectopié. La fosse iliaque est libre, pas de point de Mac
Burney, aucun signe d'appendicite. Après huit jours de repos
au lit avec diète et bains tièdes prolongés, l'enfant a quitté
l'hôpital en très bon état.

Observation XXXVI

(Archives des maladies de l'enfance.)

A la fin de novembre 1897, on me conduit à la campagne un
garçon de treize ans, maigre, affaibli, ayant eu déjà des maladies graves. Nourri au sein par sa mère, il a été sevré à douze
mois, a marché à quatorze mois. Toujours maigre et délicat.
Père et mère bien portants : une sœur morte à vingt-huit mois
de méningite. A trois ans et demi, il y aurait eu une poussée
de péritonite assez sérieuse. Il y a deux ans, il a été traité pour
une méningite caractérisée par des vomissements, de la céphalalgie, de la constipation, du délire, des convulsions. Il a gardé
le lit pendant quinze jours et a fini par guérir. Il a toujours été
grand buveur, mangeant peu, mangeant trop vite. A l'examen
du ventre qui est souple et étalé, indolore, facile à explorer, je
constate un bruit de clapotage descendant au-dessous de l'ombilic, et une sonorité tympanique remontant jusqu'au mamelon
gauche. Il y a donc une grande dilatation de l'estomac. Le foie
ne dépasse pas les fausses-côtes, la rate n'est pas sentie.

En palpant avec soin le flanc droit, je ne tarde pas à sentir un corps rond qui se déplace sous la main et qui ne peut être que le rein droit. Cet organe est d'ailleurs peu douloureux, très mobile, sans adhérences avec les organes voisins. L'enfant n'a jamais souffert.

Observation XXXVII

(M. le docteur Comby, *Médecine moderne*, 1898.)

M... Sylvie, âgée de 11 ans, entre à l'hôpital le 22 mars 1898. Elle a vu un médecin qui a porté le diagnostic d'appendicite ; elle porte du reste la cicatrice d'un vésicatoire appliqué au lieu d'élection de cette affection.

A l'âge de 6 ans, cette enfant éprouve des douleurs intermittentes dans le ventre, sans localisation spéciale, sans troubles digestifs. Jusqu'en juillet 1897 ces douleurs n'inquiètent guère l'enfant, ne reparaissant que de temps en temps. A cette époque la fillette est prise subitement de douleurs vives dans le côté droit du ventre, elle n'a pas de vomissements mais présente une constipation légère. Depuis ce moment les douleurs quoique moins violentes n'ont point quitté la malade, elle est envoyée à la campagne, mais n'en éprouve aucun soulagement.

A son entrée à l'hôpital, elle se plaint de douleurs assez vives dans tout un côté de l'abdomen ; ces douleurs ne sont pas continues, sont plus violentes après les repas, et, chose curieuse, ne sont pas exagérées par la fatigue. L'enfant a bon appétit, digère bien, mais elle est habituellement constipée. En l'interrogeant on apprend qu'elle boit beaucoup pendant et aussi en dehors des repas. Pas de signes d'hydronéphrose intermittente.

A l'examen direct, M. Comby constate un ventre souple partout, sans empâtement, mais toute la région lombaire droite depuis le rebord des fausses côtes jusqu'à l'arcade de Fallope est douloureuse à la pression. Le maximum de cette douleur est localisée non au point de Mac Burney mais immédiatement au-dessous du rebord costal.

Par le palper bimanuel on sent, à droite et au-dessous du rebord costal, une masse dure, arrondie, douloureuse, qui fuit sous la main en haut et vers la partie médiane ; après ce déplacement on rejoint facilement les mains antérieure et postérieure, ce qui indique bien le vide de la fosse lombaire.

Dans ce cas, on le voit, le siège exact de la douleur devait déjà mettre en doute l'appendicite, mais la sensibilité fournie par le palper confirme le diagnostic de rein mobile.

Pour lutter contre la constipation on fait prendre à la fillette pendant dix jours trois paquets de la poudre suivante, un avant chaque repas.

> Bi-carbonate de soude
> Magnésie calcinée — ââ vingt centigrammes.
> Benzo-naphtol
> Poudre de noix vomique...... trois centigrammes.

En même temps on lui fait porter une ceinture de flanelle qui limite la mobilité du rein...

Mais dans ce cas l'emploi de la ceinture n'a rien changé dans l'état de la malade ; elle souffre comme par le passé, aussi se demande-t-on s'il n'y a pas intérêt pour cette fillette de la soumettre à un traitement chirurgical. La néphrorraphie, en fixant le rein à la paroi abdominale postérieure, mettrait sans aucun doute un terme à ces vives douleurs.

Observation XXXVIII (Inédite).

Renée Cl..., âgée de neuf ans, entrée dans le service de M. le docteur Comby le 29 novembre 1901.

Son père a 32 ans, il est bien portant mais très nerveux. Sa mère est également bien portante. L'enfant est née à terme, a été nourrie au sein maternel jusqu'à 14 mois, elle a mis sa première dent à 4 mois, a marché à 14 mois. Elle a eu la varicelle à 7 ans.

Sa maladie actuelle a débuté le 19 novembre. A la suite

d'une émotion elle fut prise de vomissements glaireux, on la déshabille et on constate une poussée d'urticaire accompagnée de prurit intense. Le lendemain, vomissements, crises doulou-reuses marquées ; on croit à des crises névralgiques. Ces vomis-sements cessent pendant quatre jours, puis se reproduisent accompagnés de crises douloureuses. Pas d'insomnie, pas d'anorexie. Conduite à l'Hôpital des Enfants-Malades, elle est vue par le chirurgien de garde qui porte le diagnostic d'appen-dicite tout en déconseillant l'opération.

A son entrée dans le service, l'enfant paraît très éveillée, les yeux ne sont pas cernés, le facies est très bon.

La langue est légèrement saburrale. Vomissements poriacés. Ils ne présentent ce caractère que depuis le matin, antérieure-ment ils étaient glaireux et nauséabonds.

Le ventre n'est ni ballonné, ni déprimé, il n'offre pas de défense musculaire. La sonorité est partout normale. Les dou-leurs sont bien localisées à la fosse iliaque droite qui gargouille. Les selles sont normales ; il existe des points de névralgie abdo-minale. Le pouls est bon mais fréquent. Jamais il n'y a eu ombre de température. On sent dans la région de l'hypochondre gauche occupant l'intervalle compris entre la ligne ombilicale et l'atta-che des fausses côtes, une grosseur arrondie indolente indépen-dante du foie et de la rate et qui ne peut être que le rein gauche déplacé.

Le 1er décembre, l'enfant se trouve très bien. Les vomisse-ments ont cessé et à la palpation il est impossible de sentir la tumeur.

OBSERVATION XXXIX (Thèse Dechert).

Le 12 janvier 1899, M. le docteur Comby est appelé à voir avec le docteur Riacreux une fillette de dix ans qui souffre de violentes douleurs dans le ventre avec vomissements rappelant une crise d'appendicite. Mais il n'y a rien dans la fosse iliaque droite, et on sent, immédiatement sous les fausses côtes gauches.

une tumeur arrondie, faisant saillie, grosse comme le poing de l'enfant. Cette tumeur n'est pas mobile, elle est douloureuse à la palpation. Il existe au-devant d'elle une sonorité faible, elle est séparée de la rate et du foie par une zone sonore. Ce n'est pas la première fois que l'enfant présente de pareils symptômes. Depuis deux ans, à la suite d'une chute qu'elle aurait faite sur le côté gauche, elle aurait eu plusieurs crises analogues, débutant comme une indigestion et persistant 7 ou 8 jours. L'avant-dernière crise, elle a eu de la fièvre : généralement apyrexie. L'enfant est agitée, nerveuse, excitable. Elle a été mal nourrie, a fait de la suralimentation vers l'âge de deux ans, a été rachitique. Très gourmande, elle mange vite et boit beaucoup. Elle a de très fréquentes indigestions. Constipation habituelle, teint pâle, maigreur.

Le 25 janvier, je revois l'enfant, la crise est terminée : le ventre est indolore ; la tumeur a disparu. C'était évidemment le rein gauche ; il a repris sa place. On constate que l'estomac est dilaté et clapote jusqu'à l'ombilic.

Ce cas, en résumé, est remarquable par le déplacement intermittent du rein gauche avec paroxysmes excessivement douloureux. L'examen du flanc droit n'a rien révélé du côté de l'autre rein.

Si nous reprenons ces observations nous voyons que le plus souvent nous avons affaire à des enfants dyspeptiques qui se plaignent de douleurs dans l'hypogastre ou le flanc droit. Presque toujours ces douleurs sont accompagnées de vomissements qui disparaissent avec elles, c'est-à-dire par le repos.

Ces douleurs sont plus ou moins violentes, plus ou moins irradiées, localisées à la région rénale. Tantôt elles sont peu accusées, peu intenses, le malade souffre mais ne se plaint pas. Cependant en déprimant fortement la paroi abdominale du côté gauche et plus souvent encore du côté droit, on réveille la souffrance en même temps que l'on fait le diagnostic.

La douleur n'est pas toujours continue; elle peut survenir brusquement (Obs. XXXIII) sans que rien ne puisse l'expliquer : elle s'atténue par le repos pour reparaître, avec de violents paroxysmes, à des intervalles plus ou moins éloignés. Une marche rapide ou prolongée, une fatigue quelconque, un traumatisme, un effort peuvent la faire apparaître : il n'en est pas toujours ainsi cependant, témoin l'observation XXXVI.

Cette douleur se localise ordinairement dans le flanc où se trouve l'organe déplacé, mais elle peut aussi irradier au loin sans règle fixe, et souvent elle est la cause d'erreurs sur lesquelles nous reviendrons en parlant du diagnostic. Pour le moment n'oublions pas que bien souvent les enfants qui ont un rein mobile sont de par leur hérédité exposés à des maladies de dégénérescence. Les névroses couvent sous la cendre, se manifestent par des signes bien diffus, bien vagues, suffisants cependant pour tromper le clinicien et faire croire à des affections qui n'existent pas. Ces douleurs irradiées au loin, ces symptômes péritonéaux, ces symptômes de fausse occlusion intestinale, ces nausées, ces défaillances, ces vomissements doivent être aussi souvent rapportés à l'hystérie qu'à la mobilité rénale.

Un autre caractère de ces douleurs c'est leur ténacité : le repos les atténue, les calme quelquefois, mais ne les fait pas toujours disparaître. Dans une de nos observations l'enfant souffrait depuis trois ans, à tel point qu'une néphropexie avait été proposée. Dans un autre cas les alternatives de douleur et de calme durant depuis long-temps en avaient imposé pour une appendicite chronique à répétitions. Le traitement de la dyspepsie, de l'état intestinal, les atténue comme le repos, mais on les retrouve souvent, on les voit se reproduire quand l'enfant se lève, on les provoque en palpant un des flancs. Vient-on à fixer le rein par un appareil approprié, tout disparaît comme par enchantement. Mais il n'en est pas toujours ainsi et nous rappelons ici l'observation XXXVI dans laquelle la fillette ne fut soulagée ni par le repos ni par la ceinture qu'on lui fit porter et chez qui une opération chirurgicale semblait la seule ressource.

A quoi doit-on attribuer cette douleur? Nous croyons qu'elle reconnaît deux causes : la mobilité rénale d'abord, les complications que cette mobilité entraîne ensuite.

La mobilité à elle seule est bien une cause de douleur : comment agit-elle? nous n'en savons pas grand'chose. Est-ce par simple tiraillement des plexus nerveux abdominaux, est-ce par compression d'une anse intestinale, d'une portion de péritoine, est-ce par suite d'un choc léger du rein contre la paroi abdominale, qui crée par sa répétition une véritable contusion, un véritable endolorissement du rein déplacé : nous ne saurions l'affirmer. Mais ce qui est sûr c'est que la mobilité à elle seule peut engendrer la douleur et nous en voyons la preuve dans l'observation XXXI où le rein mobile et douloureux cessa de provoquer des souffrances quand il eut été fixé, en ectopie, par des adhérences péritonéales. Dans ce cas une péritonite localisée autour du rein dé-

placé pourrait expliquer les douleurs ressenties par la
malade ; mais elle souffrait depuis trois ans et dans les
premiers temps de son affection le rein était nettement
mobile. La péritonite explique donc les douleurs dans
les derniers temps de la maladie, la mobilité seule nous
semble expliquer celles du début.

Les douleurs peuvent être dues à des complications
provoquées par le rein mobile. Ce sont ces douleurs
aiguës et subites qui s'opposent souvent à la palpation
de l'abdomen ; le ventre se ballonne, les vomissements se
montrent, la malade présente un état syncopal, a de la
céphalalgie, quelquefois même de la fièvre. Tous ces
symptômes penvent se rattacher au syndrôme connu
sous le nom d'étranglement rénal. Ils ont été attribués
à différentes complications ; la péritonite localisée, la
stase veineuse par coudure des vaisseaux (Landau),
l'hydro-néphrose aiguë intermittente.

La péritonite localisée, nous en avons des exemples
frappants et notamment dans l'observation que nous
rapportions plus haut ; elle peut faire errer le diagnostic
si elle n'est pas rapportée à sa véritable cause. Il est
inutile de faire l'étiologie de cette complication, on la
comprendra sans peine. Le péritoine réagit au niveau du
rein déplacé qui l'irrite comme il réagit autour de certaines tumeurs abdominales pour créer des adhérences.
Mais qui dit inflammation, dit infection et c'est ici que
commencent les difficultés. Comment le rein déplacé et
mobile peut-il se compliquer de péritonite partielle ? Peut-
être l'intestin est-il pour quelque chose dans la succes-

sion des phénomènes et nous nous sommes déjà expli-
qué sur ce sujet en parlant de la pathogénie.

Landau explique les douleurs par la stase veineuse
que produit dans le rein une coudure du pédicule vasculaire. Hypothèse ingénieuse, il est vrai, mais qui laisse
bien des particularités dans l'ombre et qu'il est bien
difficile de contrôler.

Enfin dans d'autres cas la douleur trouve son explication dans l'hydronéphrose aiguë intermittente par torsion
ou par coudure de l'uretère. L'urine s'accumule dans le
bassinet, le distend ; la tension intérieure est augmentée
et le tuyau coudé tend à se redresser, l'urine s'écoule
et le même cycle se reproduit. Les malades éprouvent
de violentes douleurs, la palpation du rein montre que
cet organe est augmenté de volume au moment de la
crise ; et, en surveillant l'émission des urines on peut
constater que la disparition ou l'atténuation des phénomènes douloureux coïncide avec une miction plus abon-
dante que normalement. Voici une observation de rein
mobile avec hydronéphrose.

OBSERVATION XL

(Archives des Maladies de l'Enfance, 1898.)

Une fillette de dix ans, nourrie au biberon, ayant marché tard,
ayant de la dyspepsie avec dilatation stomacale, se présente à
l'hôpital avec une cicatrice dans le flanc droit. Cette enfant a
souffert d'un rein flottant dès les premières années de sa vie.
elle a eu de l'hydronéphrose intermittente et notre collègue, le

docteur Jalaguier, a été obligé de lui faire, à l'âge de cinq ans, une néphrorraphie qui a mis fin aux douleurs et à l'hydronéphrose. L'enfant est restée dyspeptique, mais elle ne souffre plus de son ectopie rénale. Le foie chez cette enfant, était gros, et peut-être a-t-il joué un rôle dans le déplacement du rein.

Quelquefois les douleurs causées par le rein mobile sont dues à une autre cause, à la menstruation. Mais ici il s'agit de fillettes déjà grandes, qui sont réglées ou sur le point de l'être. A chaque période menstruelle le rein se congestionne, augmente de volume. Bien des femmes, nous l'avons vu, éprouvent des douleurs de rein au moment de la menstruation ; si le rein est ectopié ces douleurs sont plus violentes. Pourquoi? nous n'en savons rien.

Mais il est bien certain que chez certaines fillettes, la mobilité rénale se traduit, comme chez l'adulte, par des douleurs qui reviennent avec la même régularité que le flux cataménial.

Pourquoi, dans certains cas, le rein mobile est-il douloureux et dans d'autres absolument indolent? Voici l'explication de ce phénomène, proposée par Albarran, à propos du rein mobile de l'adulte et qui peut s'appliquer à l'enfant : « Lorsqu'en même temps que le rein, l'uretère « est mobile, il n'y a pas de coudure ou de compression « l'urine, et dans ce cas on n'observe que les douleurs « dues au tiraillement des plexus nerveux du rein et à « l'irritation dans la sphère du sympathique. Si, au con- « traire, lorsque le rein descend de sa loge, l'uretère

« reste relativement fixe, la coudure ou la compression
« du conduit est facile à comprendre.

« Dans ces cas la douleur est vive et reconnaît pour
« cause la rétention rénale aiguë. Si, chez le même ma-
« lade, les crises présentent une intensité variable,
« c'est que le déplacement rénal n'est pas toujours le
« même et que l'obstacle au cours des urines provoque,
« suivant les cas, des rétentions plus ou moins brusques
« dans leur apparition et plus ou moins complètes. En
« rattachant ainsi la douleur dans les crises du rein mo-
« bile, à la fixité de l'uretère, on s'explique la possibilité
« sur laquelle j'insistais au début de cette leçon, de reins
« flottants non douloureux et en même temps d'acci-
« dents graves observés dans des déplacements mi-
« nimes. »

Fréquemment les vomissements sont liés à la douleur. Nous les voyons apparaître avec la douleur et
cesser brusquement avec elle, dans l'observation XXIX,
ils survinrent après un déjeuner et persistèrent les jours
suivants après chaque repas et chaque fois que l'enfant
prenait quelque chose.

Dans l'observation XXXIV nous les voyons apparaître après un effort en même temps qu'une vive douleur
dans le flanc droit. Il en est de même dans l'observation
XXXVIII où les vomissements accompagnaient des douleurs survenant par crises et apparues pour la première
fois à la suite d'une chute sur le côté gauche.

Ces vomissements ont-ils des caractères spéciaux ?
Nous ne le pensons pas. Souvent on les rattache à la
dyspepsie et si les douleurs abdominales sont violentes,

ils contribuent encore à faire errer le diagnostic : il importe donc de savoir que dans le rein mobile des enfants les vomissements se montrent fréquemment avec la douleur, qu'ils peuvent simuler les vomissements qui accompagnent d'ordinaire une appendicite ou une péritonite.

Les troubles nerveux chez l'enfant sont bien moins accentués que chez l'adulte. Nervosisme exagéré, excitation cérébrale, caractère capricieux, emporté, humeur bizarre et quelquefois hystérie, sont tous des accidents qui relèvent de l'hérédité névropathique de nos malades, et qui peuvent exister sans la moindre apparence de rein mobile. Tous ces symptômes sont pour nous indépendants de la mobilité rénale.

En résumé, cette étude des signes subjectifs du rein mobile chez l'enfant nous a montré que l'on pouvait classer cette affection en trois catégories distinctes et les symptômes que l'on observe dans chacune de ces trois catégories peuvent se résumer en trois mots : rien, pas grand'chose, beaucoup. Rien dans le premier cas puisque l'affection est tout à fait latente et que rien n'attire l'attention du côté de l'abdomen. Pas grand'chose dans le second cas, car les symptômes observés sont vagues, trompeurs, masqués en partie par un état abdominal qui attire seul l'attention. Enfin beaucoup dans le troisième cas, beaucoup trop même, puisque la netteté, la brusquerie, l'intensité des symptômes, sinon leur richesse, fait souvent attribuer ces symptômes à

des maladies beaucoup plus graves que celle qui nous
occupe.

Seuls les signes physiques peuvent nous donner une
certitude absolue. La palpation de la région rénale permet de sentir, de saisir le rein ectopié, et chez l'enfant
elle est généralement facile.

Voici comment procède M. le docteur Comby :
« L'enfant étant couché sur le dos, les membres dans
le relâchement, la tête un peu basse, les cuisses fléchies
sur le bassin et les jambes sur les cuisses, on lui recom-
mande d'ouvrir la bouche et de respirer largement. Le
médecin se place à droite du malade ; il glisse la main
gauche sous la région lombaire et palpe le flanc droit
avec la main droite. En procédant ainsi, si le rein est
déplacé, il ne tarde pas à sentir et à prendre entre les
deux mains qui vont à la rencontre l'une de l'autre, une
masse ovalaire réniforme, mobile, indolente, qui n'est
autre chose que le rein. » Ajoutons qu'il faut procéder
sans brusquerie, avec une grande douceur. Si l'on veut
aller trop vite, la pression fait remonter le rein dans sa
situation normale et le flanc paraît vide. Si la douleur
existe, il faut aller plus doucement encore pour éviter
les contractions des muscles abdominaux qui mettraient
obstacle à la palpation. Il faut chercher dans toutes les
directions, dans l'hypochondre, le flanc, la fosse iliaque,
aussi bien à droite qu'à gauche ; on déterminera la
situation, le degré de mobilité, la forme, la consistance,
le volume de l'organe déplacé. Quelquefois ce déplacement est nettement accusé, l'organe est chassé de sa

loge, il est mobile, et la pression tend à le faire revenir dans sa position normale. Tantôt le rein est simplement abaissé et porté en avant, peu ou pas du tout mobile. C'est dans ces cas qu'il faut redoubler d'attention et chercher sous les fausses côtes l'extrémité inférieure de l'organe abaissé. Dans ces cas, après avoir déprimé le plan musculaire antérieur de l'abdomen avec la main droite, on fait glisser la peau sur les plans sous-jacents, de haut en bas ; un ressaut, une sensation de vide indiquera le passage de la surface rénale à la cavité abdominale. Dans d'autres cas, le rein n'est pas très abaissé, il est déplacé en dedans et en avant et c'est au voisinage de l'ombilic qu'il faudra faire porter ses recherches.

Un auteur allemand, Wilhelm Knopfelmacher, dans un article sur le rein mobile et la palpation des reins chez le nourrisson (*Jahrb. f. Kinderheilk.*, 1901), conseille, en raison des difficultés de la palpation du rein par l'abdomen, occasionnées par la contraction des muscles abdominaux, de palper le rein par le rectum. On procéderait de la manière suivante : la main gauche exerce avec les doigts fléchis une pression sur les muscles, tandis que l'index droit, enduit de vaseline, est introduit dans le rectum. On peut alors palper un ou deux reins, plus facilement le droit. L'enfant est mis pour l'exploration dans le décubitus horizontal ou mieux latéral. L'auteur, par ce procédé, diagnostiqua deux reins mobiles, et l'autopsie confirma son diagnostic. Dans un cas, il y avait, outre un rein mobile, un abaissement du foie et de la rate. Dans l'autre cas, le rein mobile n'existait qu'à gauche. Le procédé pourrait, à la rigueur, s'appliquer pour les cas d'abaissement extérieur du rein. Mais dans le cas où cette ectopie est peu accusée, il serait difficile d'atteindre, par ce moyen, l'extrémité inférieure de l'organe.

Les explorations seront renouvelées plusieurs fois de suite et, chaque fois, on aura soin de faire lever un instant le malade ou tout au moins de le faire asseoir sur son lit.

La palpation réveillera souvent de la douleur. On cherchera son point maximum, on notera son intensité, ses irradiations et, si on le peut, sa nature. Tout cela n'est pas toujours facile chez les enfants, mais avec beaucoup de douceur et de patience, on peut, dans la plupart des cas, arriver à un résultat et poser un diagnostic précis.

On notera avec soin l'état de l'estomac, de l'intestin, on cherchera dans les antécédents héréditaires les stigmates névropathiques, et chez l'enfant tous les signes qui peuvent traduire un nervosisme exagéré ou une névrose latente.

DIAGNOSTIC

Le diagnostic du rein mobile est assez délicat. Dans
bien des cas le déplacement rénal passe inaperçu parce
qu'on ne le recherche pas méthodiquement. Cette recherche sera faite chaque fois qu'il y aura douleur dans l'un
ou l'autre côté de l'abdomen, malgré la dyspepsie, malgré la dilatation stomacale, malgré l'entéro-colite muco-
membraneuse, malgré la constipation.

La notion de tumeur mobile, lisse, ovalaire, une fois
acquise, il faudra avoir la certitude que le rein seul est
bien en cause. que c'est bien lui qui est senti par la palpation à travers la paroi abdominale. Quelles sont donc
les tumeurs qui peuvent dans cette région en imposer
pour un rein mobile ?

Un kyste du rein ? S'ils sont grands, et c'est d'habitude quand ils sont grands qu'ils attirent l'attention, ils
proéminent dans le flanc, soit en avant, soit en arrière
et causent une déformation visible de la région. De plus
ils sont fluctuants et presque toujours indolores. La
confusion ne serait possible qu'avec une hydronéphrose

développée dans un rein mobile. Mais ici la marche de l'affection, la situation de la tumeur, les douleurs, les débâcles urinaires, feront faire le diagnostic. Du reste hydronéphrose et kystes ont une tendance à s'accroître progressivement, le rein mobile, lui, ne change pas de volume si ce n'est dans des circonstances spéciales.

Il en est de même pour le cancer. Ici nous n'avons pas une tumeur lisse, régulière, mobile, mais une tumeur dure ou demi-molle, mate à la percussion, irrégulière, douloureuse.

Le diagnostic est en général très facile d'autant plus que souvent les hématuries et toujours la cachexie cancéreuse viendront trop tôt lever les doutes.

On ne confondra pas le rein mobile avec une tumeur du péritoine. Cette affection rare chez les enfants, le plus souvent latente, est une trouvaille d'autopsie. Presque toujours on a affaire à des kystes d'abord placés latéralement puis devenant médians. Ils sont extrêmement mobiles dans tous les sens, beaucoup plus qu'un rein déplacé : ils sont entourés d'une zone de sonorité. Quelquefois ils sont accompagnés de vagues symptômes abdominaux et dans certains cas ils provoquent de l'obstruction intestinale. Le plus souvent il suffira d'y penser pour éviter une erreur de diagnostic.

On ne confondra pas non plus la tumeur formée par le rein déplacé et mobile avec des tumeurs dues à l'accumulation de scybales dans le gros intestin. L'enfant a des coliques, le ventre est ballonné, il n'est pas allé à la selle depuis quelque temps. La tumeur que l'on sent quelquefois dans la fosse iliaque gauche est immobile, dure, irrégulière, quelquefois arrondie ou ovalaire, quelquefois allongée en forme de boudin et dans certains cas très étendue. Le siège de cette tumeur, sa consistance, sa forme, la marche des accidents et les anamnésiques font faire le diagnostic. Mais il est des cas où celui-ci est réellement difficile. Dans l'observation de Schütze, que nous avons rapportée, le rein mobile s'accompagnait de coprostase et le diagnostic ne fut fait qu'à l'aide du chloroforme. Du reste dans les cas douteux quand le toucher rectal, s'il est possible, n'aura pas donné de renseignements, on se trouvera bien de prescrire un purgatif ou un grand lavement.

En somme le diagnostic de la tumeur est en général facile, mais ce qu'il faut éviter, c'est de rapporter à une cause extra-rénale les symptômes bruyants ou insidieux qui souvent accompagnent le rein mobile. C'est ici que commencent les difficultés et dans bien des cas on est obligé de procéder par élimination. La lecture des observations que nous avons publiées, permet de se rendre compte des difficultés, et les hésitations du médecin sont dans quelques cas bien légitimes.

Nous ne parlerons pas de la colique hépatique : elle est excessivement rare chez l'enfant et quand la lithiase biliaire existe, elle est congénitale, se traduit par un ictère intense, qui aboutit rapidement à la mort.

La lithiase rénale existe chez les enfants : elle peut provoquer la colique néphrétique avec les mêmes symptômes que dans l'âge mûr : elle peut même s'accompagner d'hydronéphose. Mais ici le rein est à sa place normale, le sujet éprouve des douleurs au moment de la miction, les urines sont rouges, uratiques, et contiennent des débris sablonneux. Le diagnostic n'est pas difficile, il suffit d'y penser.

Dans certains cas les crises provoquées par le rein
mobile ont été prises pour des crises d'appendicite aiguë
ou chronique. Certains auteurs ont pensé que ces paroxysmes étaient le plus souvent dus à une inflammation concomitante de l'appendice. « Edebohls évalue
à 60 0/0 le nombre des malades chez lesquels le rein mobile est associé à l'appendicite. C'est sans doute parce que
l'ectasie cœcale et par suite même une appendicite chronique peuvent être comme la néphroptose le résultat
d'une véritable insuffisance physiologiques des tissus.
On a constaté les mêmes accidents quand le rein gauche se déplace. » Il peut se faire, en effet, dans certains
cas, une appendicite chez les enfants porteurs de rein
mobile : tout n'est-il pas possible en pathologie? Mais ces
cas sont-ils aussi fréquents qu'Edebohls semblerait le
croire? Nous ne le pensons pas et bien plus souvent les
symptômes aigus que l'on observe doivent être rattachés
à « l'étranglement rénal ». Et ce qui nous fait pencher
en faveur de cette opinion, c'est la cessation brusque des
accidents quand on a fait le diagnostic de rein mobile et
qu'on l'a fixé au moyen d'une ceinture. Et pareille chose
s'observe même quand le rein déplacé se trouve à gauche,
quand bien même tous les symptômes d'une appendicite
s'observent au grand complet. L'observation XXVII est
remarquable à ce point de vue. Nausées, vomissements
porracés, crises douloureuses et douleur localisée à la
fosse iliaque droite, rien n'y manque. Dans la région de

l'hypochondre gauche on sent un rein déplacé et quand, tout est rentré dans l'ordre la palpation la plus minutieuse ne permet pas de sentir la tumeur si facilement accessible auparavant. Il en est de même dans l'observation XXXVIII.

Du reste il peut exister quelques nuances qui permettent de faire le diagnostic entre le rein mobile et l'appendicite. Le mode de début ne nous renseigne guère, l'appendicite débute brusquement par une douleur en coup de pistolet, il en est de même dans quelques cas de rein mobile, mais en général ce mode de début est plus rare : il a été précédé de douleurs vagues dans la région des flancs, de pesanteur, de fatigue, existant depuis longtemps déjà. L'apparition brusque des symptômes dans la mobilité rénale coïncide souvent avec un traumatisme, un effort, une émotion. Les vomissements alimentaires puis bilieux et porracés, la diarrhée ou la constipation existent dans les deux cas. Mais dans l'appendicite, la langue est humide, saburrale, couverte d'un enduit épais. Dans les crises aiguës provoquées par le rein mobile, la langue est beaucoup moins chargée, quelquefois même elle ne l'est pas du tout. En général quand il n'existe pas de dyspepsie concomitante ou quand elle est peu accusée, l'appétit est conservé dans la crise rénale, nul dans la crise appendiculaire. La fièvre est modérée dans la crise appendiculaire, elle manque le plus souvent dans la crise d'étranglement rénal.

Enfin, la douleur. Dans l'appendicite elle est nettement localisée au point de Mac Burney : elle est violente, semble superficielle. Les muscles de la paroi abdominale se défendent en se contractant au moindre attouchement.

Dans le rein mobile, il est rare que la douleur siège exactement en ce point pathognomonique. En général elle siège plus haut et plus en dedans. Elle est plus profonde sinon moins violente ; la palpation est rarement impossible, les muscles abdominaux sont moins sensibles. se défendent moins. Tout peut en rester là : brusquement dans un cas comme dans l'autre, les symptômes peuvent s'amender ; et même, il est rare que la mobilité rénale provoque des symptômes plus alarmants. Il n'en est pas de même dans l'appendicite : le pouls devient petit, précipité, filiforme (il reste toujours bon dans les crises rénales), le facies se grippe, la fièvre devient plus forte, le hoquet fait son apparition et tous les signes d'une péritonite s'installent les uns après les autres.

La péritonite généralisée, n'est pas l'aboutissant fatal de la crise appendiculaire. Bien souvent la douleur persiste, et dans la fosse iliaque droite on ne tarde pas à constater un empâtement, une tuméfaction profonde. Plus tard surviennent des abcès. Cette tuméfaction pâteuse, diffuse, immobile, est bien différente de la tumeur nettement circonscrite, lisse et mobile, que formera le rein déplacé. Ici, comme dans presque tous les cas, la palpation bien conduite fera faire le diagnostic.

Le diagnostic entre les crises rénales intermittentes et les crises d'appendicite chronique est plus délicat. La localisation de la douleur, le mode d'apparition des accidents et leur marche, la constatation en dehors des accès de la tumeur mobile pathognomonique sont les principaux éléments de ce diagnostic.

En cas de doute, quand les signes appendiculaires ne seront pas d'une netteté suffisante pour permettre un diagnostic ferme, quand la douleur ne sera pas bien localisée à son point d'élection, quand le pouls restera bon malgré les douleurs, malgré les vomissements, malgré quelquefois un peu de température, le chirurgien devra se rappeler qu'il est des cas de rein mobile pouvant simuler l'appendicite, que ces cas sont plus fréquents qu'on ne serait tenté de le croire. Il devra chercher le rein mobile aussi bien à droite qu'à gauche, et, quand il sera bien convaincu que ni d'un côté ni de l'autre, il n'existe un déplacement rénal, il pourra appliquer la thérapeutique qu'il jugera nécessaire.

Si le doute subsiste, si la palpation est impossible pour quelque raison que ce soit, la plus grande prudence sera mise en rigueur. La crise rénale, malgré son bruyant cortège symptomatique, est peu dangereuse, les phénomènes s'atténuent progressivement ou brusquement et tout rentre dans l'ordre. Si le chirurgien trop pressé, se décidait à intervenir, il arriverait sans doute à redresser son diagnostic, à fixer le rein, à condition toutefois que les symptômes appendiculaires ne coïncident pas avec une ectopie rénale gauche ; mais à quoi bon faire courir les chances d'une intervention abdominale à l'enfant, alors que tout rentrera dans l'ordre par le traitement médical ?

Grande prudence aussi dans l'administration des purgatifs, car l'appendicite pourrait exister réellement, bien que son existence puisse être mise en doute. En somme dans ces cas comme dans beaucoup d'autres, le meilleur traitement sera bien souvent l'expectative armée.

Plus difficiles encore, sont les cas dans lesquels l'appendicite existe chez un sujet porteur de rein mobile; il faut étudier de bien près les symptômes pour distinguer ce qui appartient à l'une et à l'autre de ces affections. Dans ces cas, la tumeur rénale peut être insensible, sa fixation n'empêche pas la maladie de poursuivre son évolution : mais dans d'autres circonstances, la douleur peut s'irradier : il n'y a plus rien de précis, le diagnostic devient impossible. Dans ces cas comme dans les autres il faut attendre en surveillant avec soin le pouls et la température.

La périnéphrite s'accompagne de fièvre, de douleur et d'une tuméfaction de la région lombaire. Le rein est à sa place, des abcès se forment. Le rein mobile peut se compliquer de périnéphrite, mais cette complication est rare. Les grands symptômes généraux, la douleur localisée au niveau de l'organe ectopié, la marche de la maladie, les antécédents du malade aideront au diagnostic. Il ne faudra pas confondre cette périnéphrite avec une appendicite, pas plus que l'on ne confondra cette dernière maladie avec la péritonite localisée, développée au niveau de l'organe ectopié.

Il ne faut pas confondre le rein mobile avec une autre affection abdominale, la tuberculose des ganglions mésentériques ou carreau. Le carreau n'est jamais primitif, il succède à de la tuberculose entéro-mésentérique qui souvent elle aussi succède à la tuberculose pulmonaire. Les ganglions atteints peuvent devenir énormes, former des masses arrondies, dures, inégales ; le ventre est volumineux. Le siège de l'affection, le nombre des ganglions atteints, la notion de tuberculose, l'état général ne permettent pas de confondre cette affection avec le rein mobile.

On ne confondra donc le rein mobile, ni avec les túmeurs rénales, ni avec la coprostase. La colique hépatique est exceptionnelle chez l'enfant, la colique néphrétique présente des caractères spéciaux. La périnéphrite, la péritonite localisée peuvent exister avec le rein mobile, et sont même des accidents qui l'accompagnent dans un certain nombre de cas. Il faudra y penser pour ne pas commettre d'erreur. Le carreau, par son étiologie et ses symptômes, se distingue facilement. Reste l'appendicite. Dans bien des cas, le diagnostic sera hésitant, et seule, dans ce cas comme dans les autres, la tumeur rénale, bien constatée par une palpation attentive de l'un ou l'autre flanc, sera le seul signe pathognomonique qui pourra en toute assurance, faire poser le bon diagnostic.

PRONOSTIC ET EVOLUTION

Dans la plupart des cas le rein mobile reste latent.
Aucun symptôme morbide ne vient en révéler l'existence
et les sujets qui en sont porteurs ignorent totalement
l'affection dont ils sont atteints. Les douleurs attribuées
à la dyspepsie, après un temps plus ou moins long finis-
sent par disparaître, grâce au traitement, et l'enfant
reprend la vie commune avec son rein déplacé et mobile. Rien ne viendra spontanément remettre en place
l'organe ectopié : il est déplacé, il reste déplacé et la
santé la plus parfaite n'est pas incompatible avec l'incu-
rabilité de cette ectopie. C'est ainsi que se passent les
choses dans la plupart des cas. Mais il n'en est pas toujours ainsi et dans une période plus ou moins éloignée
de la vie, le rein mobile jusqu'alors latent peut se révéler par des symptômes qui lui sont particuliers. Dans
les nombreuses observations de rein flottant, concernant l'adulte, que nous avons consultées, il est rarement fait allusion aux antécédents pathologiques de la
première enfance. Et pourtant presque tous ces malades

sont des névrosés, presque tous ont une tare héréditaire,
presque tous sont des dyspeptiques. Peut-être dans bien
des cas n'a-t-on pas fait attention ou pas tenu compte de
ces douleurs vagues de l'abdomen, de ces points de
côtés, de ces névralgies indéterminées qui dans le jeune
âge accompagnent souvent le rein mobile. Peut-être personne n'y a-t-il songé pas plus la malade qui ne se sou-
venait plus, que le médecin qui n'avait pas son attention attirée sur ce point. Et si l'on veut bien se mettre à
rechercher dans le passé pathologique de ces malades,
surtout dans leur passé pathologique infantile, si l'on
veut insister sur les symptômes subjectifs que nous
avons décrits, bien vagues et bien imprécis sans doute,
nous sommes persuadé que tous se rencontreront souvent dans le jeune âge. Dans nombre d'observations
ayant trait à l'adulte, ne trouvons-nous pas très souvent des femmes réglées irrégulièrement, toujours irrégulièrement, et qui souffraient à chaque période, dès
l'établissement du flux cataménial. En rapprochant ces
petits symptômes considérés comme peu importants
jusqu'ici, des faits nouveaux, on pourra tirer cette conclusion : le rein mobile des adultes doit remonter bien
loin dans l'existence ; il a pu pendant un grand nombre
d'années rester latent jusqu'au jour, où, sous l'influence
de causes diverses, il se révèle, par des symptômes particuliers. La névrose qui l'accompagnait se réveille à son
tour, la dyspepsie reparaît : les troubles se montrent
plus précis, plus accentués, plus nombreux que chez
l'enfant mais en réalité les mêmes. C'est le réveil d'un
état pathologique tout entier caractérisé par un rein mo-

bile, une dyspepsie et une névrose. Peut-être l'un réagit-il sur l'autre, la dyspepsie sur la névrose, le rein mobile sur les deux à la fois ; mais tout cela préexistait, tout cela était latent, tout cela reparaît ou apparaît en même temps pour constituer un syndrome, le syndrome rein flottant de l'adulte.

Et c'est ce réveil possible qui contribue à assombrir le pronostic du rein mobile chez l'enfant, c'est la dyspepsie, la tare nerveuse qui créent le grand danger bien plus que le rein mobile lui-même.

A l'occasion d'une chute, d'un effort, d'un traumatisme, d'une émotion, des accidents nerveux surviennent, des douleurs intolérables font leur apparition, la dyspepsie éclate. Et la cause qui produit tout cela est bien disproportionnée avec les effets qu'elle produit. On trouve un rein mobile, on l'accuse de tous les accidents, et bien souvent, on ne peut s'empêcher de songer à l'hystéro-traumatisme.

La fixation du rein fera-t-elle disparaître les phénomènes ? Oui, elle fera disparaître les phénomènes qui tiennent surtout de la mobilité en elle-même, la douleur. Quelquefois, souvent, mais pas toujours, elle fera cesser, elle atténuera les troubles nerveux et digestifs qui, réveillés par la douleur, redeviendront ce qu'ils étaient avant elle ; mais la névrose subsistera, prête à réapparaître sous l'influence de causes diverses bien étrangères à la mobilité rénale. La dyspepsie, la dilatation d'estomac resteront, si elles ne sont traitées pour elles-mêmes. En somme la fixation du rein mobile fait cesser la douleur et les troubles qu'elle peut entraîner ; c'est

déjà énorme, mais elle ne refait pas un système nerveux aux malades pas plus qu'elle ne leur refait un estomac. Et ceci bien vu déjà par Albarran, nous l'affir-
mons d'après les observations que nous avons lues,
concernant le rein flottant de l'adulte.

Pour bien fixer dans l'esprit cette évolution du rein
mobile de l'enfant, nous citerons deux observations prises
chez l'adulte, mais dans lesquelles le rein flottant existait de toute évidence pendant le jeune âge.

Observation XLI

(Docteur Thiercelin, *thèse* Duchêne.)

Mme X..., âgée de 42 ans, appartient à une famille de
nerveux. Son père, très irritable, est mort à 40 ans de bronchite
aiguë avec emphysème. Sa mère mourut à 50 ans d'accidents
nerveux. Pendant les deux derniers mois de sa maladie elle
avait des accès nerveux et du gâtisme.

Mme X... n'a jamais été malade jusqu'à l'âge de 13 ans.
A ce moment en jouant avec ses camarades elle sentit en faisant un effort quelque chose se déplacer, « se décrocher » dans
son abdomen. Elle éprouva alors de vives douleurs et resta
malade pendant quelque temps.

Un médecin consulté fit alors quelques séances de massage
sur le ventre et la malade se trouva guérie.

A 16 ans chlorose avec état stomacal très marqué.

L'état de la malade s'améliore à 19 ans, elle se marie à 20. A
21 ans fausse couche et l'année suivante accouchement à terme
d'un enfant vivant et bien constitué. A partir de cette époque
Mme X... souffre de l'estomac, mais d'une façon intermittente. Son appétit est capricieux, ses digestions sont plus ca-
pricieuses encore. Elle est impressionnable à l'excès, l'annonce

d'une mauvaise nouvelle la surprenant en bonne santé produisait chez elle presque immédiatement une crise douloureuse très intense.

Constipation : règles douloureuses et abondantes. Un médecin consulté trouve une rétroflexion utérine. Il fait une laparotomie, trouve de petits fibromes sous-péritonéaux, enlève les annexes et rompt des adhérences. Mme X... munie d'une ceinture hypogastrique se porte bien pendant trois mois, puis les crises gastriques reviennent plus violentes avec anorexie et vomissements.

Examen (octobre 1891). Facies amaigri, état nerveux très marqué. La paroi abdominale est flasque, vergetée. Dans l'effort le ventre se ramasse en boule au niveau de l'ombilic, pas d'éventration.

L'estomac est très dilaté, clapotement très marqué.

La pression au creux épigastrique réveille la douleur.

Rein droit mobile très facile à sentir par la palpation bimanuelle dans la fosse iliaque.

Système vasculaire malade, varices, hémorrhoïdes passives.

Dépression morale, diminution très nette de la sensibilité du voile du palais et du pharynx. Rétrécissement du champ visuel.

OBSERVATION XLII

Eléonore B..., grande malade, âgée de 22 ans, entre à l'hôpital St-Louis, le 24 décembre 1885. Son père, goutteux, a 63 ans, sa mère est morte à 45 ans, de cancer utérin.

Enfant, la malade était de santé chancelante, toujours pâle, s'enrhumant facilement, toussant au moindre refroidissement. Elle eut une fluxion de poitrine à 16 ans, une fièvre typhoïde à 18 ans, une nouvelle fluxion de poitrine au début de cette année.

La malade raconte qu'elle souffre de douleurs de rein depuis l'âge de connaissance. Toujours, dit-elle, les reins lui faisaient mal quand elle voulait se lever de son siège. Réglée à 17 ans, les douleurs s'accentuent davantage et à chaque époque menstruelle, époques qui étaient tout à fait irrégulières, la malade éprouvait des souffrances extrêmes qui lui occasionnaient souvent des syncopes. En 1879 elle fait une chute d'une hauteur de 4 mètres. Les crises douloureuses augmentent d'intensité ; elle entre à l'hôpital où les moindres pressions de la région ovarienne provoquent des convulsions. En 1883, Siredey la reçoit dans son service à Laribois'ère, lui fait garder le repos et porter une ceinture avec pelote dans la région du rein droit.

Elle est opérée le 24 décembre 1885. Le rein droit était contenu dans une cavité très étendue, dans laquelle il jouait au milieu de son atmosphère graisseuse.

Si le rein mobile chez l'enfant reste bien souvent latent, il est des cas dans lesquels il se traduit par des douleurs continues ou intermittentes et paroxystiques. Ces douleurs peuvent être assez vives, assez prolongées pour porter une atteinte grave à la santé du malade et nécessiter une opération chirurgicale. Ces cas là sont assez rare en vérité et leur pronostic est celui de l'opération qu'ils nécessitent.

Parmi les complications qui peuvent assombrir le pronostic il faut citer la périnéphrite, accident rare, les abcès périnéphrétiques qui en découlent, plus rares encore. La péritonite localisée est plus fréquente et malgré son cortège de symptômes bruyants elle est rarement suppurée, rarement mortelle. Le plus souvent elle aboutit à la production d'adhérences qui fixent le rein, et qui font du même coup cesser les phénomènes douloureux.

Un accident fréquent au cours du rein mobile et qui

doit faire réserver le diagnostic, c'est l'hydronéphrose intermittente. Les douleurs lombaires sont intolérables, la fonction urinaire compromise d'un côté. Ces crises peuvent se reproduire longtemps puisque Israël cite le cas d'une jeune fille de vingt-trois ans, qui depuis son enfance souffrait de douleurs rénales dues à une hydronéphrose intermittente. Mais ces crises répétées entraînent nécessairement une insuffisance rénale du côté où elles se produisent ; vienne une lésion de l'autre rein et la malade succombe rapidement par l'empoisonnement urémique. Dans ces cas il faut fixer l'organe déplacé, et le plus souvent une intervention chirurgicale s'impose.

Le pronostic du rein mobile n'est pas en rapport avec le degré de déplacement de cet organe car souvent une ectopie légère donne beaucoup plus de symptômes inquiétants qu'un déplacement accentué. On tiendra davantage compte de la plus ou moins grande mobilité, de la plus ou moins grande facilité de réduction et du maintien de cette réduction.

En somme dans la grande majorité des cas, le pronostic sera bénin, mais réservé en raison de la dyspepsie et des troubles nerveux susceptibles d'éclater un moment ou l'autre : « Le pronostic du rein déplacé n'a vraiment pas de gravité ; il ne devient grave que par les erreurs auxquelles il peut donner naissance et le traitement erroné qui en découle, traitement ordinairement d'autant plus actif que le médecin est moins convaincu. » (Trousseau.)

TRAITEMENT

Quand l'enfant n'éprouve aucune souffrance, il n'y a pas de traitement à employer. On fera pour ainsi dire de la prophylaxie en conseillant quelques précautions hygiéniques. Pas de corsets serrés, pas de ceintures étroites, pas de liens étroitement enroulés autour de la taille. Les vêtements seront larges, aisés, amples, de façon à éviter toute gêne, toute constriction. On recommandera au malade d'éviter les exercices violents, les courses désordonnées, la gymnastique, les efforts disproportionnés, les jeux fatigants : tout cela est bien difficile à obtenir chez certains enfants turbulents.

En outre, il faudra traiter les troubles concomitants, la dyspepsie, l'état nerveux. La dyspepsie réclame un régime sévère : l'enfant sera rationné, il boira peu, mangera peu. Des potages épais, des bouillies, des œufs peu cuits, des crèmes, des poissons d'eau douce, aussi frais que possible, des viandes blanches ou noires très tendres, des cervelles, des ris, des purées de légumes secs, des légumes verts très cuits, des fromages frais, des fruits cuits ou crus mais très mûrs, composeront son alimentation. Comme boisson de l'eau pure ou additionnée très légèrement de vin blanc, et du lait, un grand verre et pas plus aux deux principaux repas. La constipation sera combattue par les lavements donnés dans le décubitus horizontal, les purgatifs comme le calomel associés à la résine de jalap ou de scammonée, l'huile de ricin, la manne, les sels purgatifs. On fera de l'antisepsie intestinale quand il existera de la diarrhée avec le benzo-naphtol, le salicylate de bismuth, le calomel. Suivant les cas on enverra les enfants dans des stations thermales, à Bourbon-Lancy (arthritiques) à Plombière, à Châtel-Guyon (constipation chronique), à Saint-Nectaire (lymphatiques scrofuleux).

On traitera aussi l'excitation nerveuse. Les séances de drap mouillé tous les matins pendant une demi-heure ou une heure donnent de bons résultats. Ce mode de traitement est facile à appliquer, ne demande aucun appareil spécial et ne coûte rien. On évitera toute cause extérieure d'excitation, veillées, théâtres, réunions nombreuses, école, Le changement de milieu est particulièrement indiqué. En somme, traitement hygiénique le plus possible.

Quand la douleur fait son apparition, le meilleur moyen de la calmer, c'est le repos au lit : le traitement de la dyspepsie, presque toujours concomitante, contribuera à la faire disparaître. Mais si cette douleur reparaît quand l'enfant se lève, si elle persiste, s'établit causant une gêne pénible pour le malade, il faut de toute nécessité fixer le rein, le plus possible dans sa position normale.

Quels appareils conseillerons-nous ? Les ceintures avec pelotes sont peu pratiques chez l'enfant. Elles sont mal supportées, gênantes. La pelote glisse, se déplace et ne soutient plus rien. Les appareils conseillés pour l'adulte ne sauraient convenir chez un enfant qui prend beaucoup moins de précautions dans ses mouvements, ses jeux.

Tout récemment un auteur anglais, J. Ross Watt dans l'*Indian medical Record* a proposé l'appareil suivant chez l'adulte et qui pourrait dans certains cas s'appliquer chez l'enfant. Cet appareil a pour but de soutenir l'abdomen tout entier et ce résultat est obtenu au moyen de deux feuilles de plomb, de cinq livres pour un pied carré, découpées en forme d'ailes, se rencontrant sur la ligne blanche. Ces lames sont placées sous de bons et longs corsets appropriés de façon à couvrir toute la surface musculaire limitée par les diverses courbes et proéminences osseuses. L'appareil sera appliqué sur le sujet couché après réduction du rein déplacé. L'auteur a obtenu de bons résultats de ce mode de traitement.

Peut-être pourrait-on dans quelques cas utiliser cet appareil chez l'enfant. Mais il faut craindre chez lui la fatigue que peut causer le port d'un corset aussi lourd : il faut craindre aussi l'emprisonnement, la compression des organes abdominaux, des organes thoraciques encore peu développés avec tous les inconvénients que comporte un pareil état de choses.

Aussi nous croyons beaucoup plus simple de faire

porter à l'enfant une ceinture de flanelle modérément serrée et faisant plusieurs tours autour de l'abdomen.

Le rein sera soutenu par cette sangle et par les autres viscères abdominaux, légèrement refoulés en haut par cette constriction. Si l'on veut, on pourra placer entre la ceinture et la paroi abdominale un tampon d'ouate au-dessous du rein mobile, pour le relever et le mieux fixer. Mais dans nombre de cas, la bande de flanelle suffira et les enfants seront calmés aussitôt après son application.

Un auteur allemand, Kumpf, a préconisé le massage des parois abdominales par pressions tremblotantes au-dessous du rein. Ce moyen ne nous semble pas à dédaigner chez l'enfant, non pas parce qu'il amène la rétraction du péritoine, comme le croit cet auteur, mais parce qu'il fortifie les parois abdominales souvent, relâchées en même temps qu'il peut éveiller les contractions gastriques et intestinales souvent fort amoindries par la dyspepsie et l'entérocolite muco-membraneuse.

Pendant les crises douloureuses paroxystiques on usera d'une grande prudence. Tout s'arrêtera au bout de quelque temps sans complication, du moins dans la majorité des cas. Le traitement sera purement symptomatique. Les purgatifs, les lavements trouveront leurs indications, la douleur sera calmée par des applications de glace, les analgésiques ; la surexcitation nerveuse sera combattue par les médicaments nervins, bromures, anti-spasmodiques, choral, etc., employés avec un grand ménagement.

Mais si les crises douloureuses persistent, se reproduisent avec la même intensité, compromettent par leur répétition la santé du malade, s'il survient de l'hydronéphrose, des complications intestinales ou péritonéales répétées, il faudra recourir à une intervention chirurgicale : la néphropexie.

Cette opération sera autant que possible, pratiquée à froid, dans l'intervalle des accès douloureux : on emploiera un des nombreux procédés proposés pour l'adulte applicables aux enfants.

Mais ce qu'il ne faut pas oublier, c'est que la néphropexie est une opération grave, qu'elle donne 27 0/0 de mortalité chez l'adulte, et qu'elle est grave, surtout quand on la pratique au moment des crises douloureuses. Du reste le chirurgien aura rarement l'occasion de recourir à ce moyen extrême chez l'enfant et dans l'immense majorité des cas, le traitement médical conduit avec prudence permettra à nos petits malades de vivre et de grandir sans penser à l'affection dont ils sont atteints.

CONCLUSIONS

1° Le rein mobile se rencontre plus fréquemment chez les enfants qu'on ne le croit.

2° On a dit que le rein mobile était un stigmate de dégénérescence, se basant sur les antécédents héréditaires et les antécédents personnels névropathiques des malades qui en souffriraient. La fréquence de cette affection dans le jeune âge semblerait donner raison à cette théorie.

3° Le déplacement peut être congénital ou du moins reconnaître pour cause essentielle une prédisposition congénitale (faiblesse, laxité plus grande des moyens de suspension).

4° Chez l'enfant comme chez l'adulte, la plus grande majorité des cas de rein mobile s'observent dans le sexe féminin. Les causes invoquées chez l'adulte pour expliquer cette particularité ne sauraient s'appliquer à l'enfant et les seules causes déterminantes invoquées chez lui (secousse de toux, traumatismes, dilatations stomacales, congestions hépatiques) se rencontrent aussi bien dans l'un et l'autre sexe.

5° Le rein droit est beaucoup plus souvent abaissé que le gauche : les auteurs expliquent cette particularité, par les moyens de fixation moins solides à droite, la présence du foie, la mobilité plus grande pendant les mouvements respiratoires.

6° Chez l'enfant, dans la majorité des cas, le rein flottant peut passer totalement inaperçu car rien n'attire l'attention du côté de l'abdomen : la recherche systématique et voulue peut seule le faire découvrir.

Bien souvent, le rein flottant coïncide avec la dyspepsie ou l'entéro-colite muco-membraneuse. Dans ces cas il peut encore rester complètement latent, mais le plus souvent, il imprime à ces maladies un caractère particulier : il les rend douloureuses.

Enfin le rein mobile peut se manifester par des symptômes bien localisés (douleurs dans la région rénale), par de véritables crises aiguës simulant la péritonite ou l'appendicite.

7° Le seul signe pathognomonique qui puisse faire faire le diagnostic est la perception à la palpation bimanuelle du rein déplacé et mobile dans la cavité abdominale.

8° On fera le diagnostic de la tumeur (kystes ou sarcomes du rein, tumeurs du péritoine, coprostase), des accidents qu'elle provoque (périnéphrite, hydronéphrose) et de ceux qu'elle simule (appendicite, péritonite, coliques hépatiques et néphrétiques). En cas de doute, la plus grande prudence sera de rigueur, et l'expectative vaudra mieux qu'une intervention dangereuse et inutile.

9° Le pronostic de la mobilité rénale en lui-même est

bénin. Il est assombri par la dyspepsie et l'état nerveux qui l'accompagnent et qui, après un temps plus ou moins long, peuvent se réveiller pour constituer le syndrome rein flottant de l'adulte. Il est assombri par les complications possibles (périnéphrite, hydronéphrose, crises douloureuses répétées).

10° Dans les cas où le rein flottant est latent et ne se révèle par aucun symptôme le traitement sera purement hygiénique : on cherchera à modifier la dyspepsie et l'état nerveux s'ils existent. Quand le rein mobile causera de la douleur ou de la gêne, on fera garder le lit au malade et l'on soutiendra l'organe déplacé au moyen d'une ceinture de flanelle enroulée plusieurs fois autour de l'abdomen, quand le malade quittera le lit. Enfin si malgré tout, les douleurs persistent intolérables, si les crises se répètent sans que rien ne puisse en faire prévoir la fin, s'il survient une complication (hydronéphrose), on peut recourir à une intervention chirurgicale, la néphropexie.

BIBLIOGRAPHIE

Albarran. — Congrès français de Chirurgie, 1893.

— Annales des maladies des organes génito-urinaires, 1898.

Bartels. — Maladies des reins.

Becquet. — Essai sur la pathogénie du rein flottant (Arch. gén. de méd., 1865).

Brodeur. — Thèse de Paris, 1886.

Bruhl. — Gazette médic. des Hôp., 1892.

Charrin. — Des déplacements du rein (Ann. de méd., 1894).

Comby. — Société médicale des Hôpitaux, 1897.

— Archives des maladies de l'Enfance, et Bul. méd. Assoc. 1898.

— Article. Rein mobile du Traité des maladies de l'Enfance (Grauher, Comby, Marfan). Traité des maladies de l'Enfance.

Decherf. — Thèse de Paris, 1900.

Defontaines. — Thèse de Paris, 1874.

Delitzine et Volkoff. — Pathogénie du rein flottant, St-Péters-bourg, 1897.

Edebohls. — Americ. J. of medic. soc., 1893.

— Americ. J. of obst., 1895.

Fritz. — Des reins flottants, Arch. gén. de méd., 1859.

Glénard. — Lyon médical, 1885-1892.

— Semaine médicale. 1886 ; Province médicale, 1887.

— La néphroptose.

Guéneau de Mussy. — Leçons cliniques sur le rein flottant, Union méd., 1867.

Guiard. — Annales des maladies des organes génito-urinaires, 1882.

— Bulletin général de thérapeutique, 1875.

Guillet. — Bulletin médical, 1902.

Guyon. — Journal de méd. et de chir. pratique, 1891.

— Journal des Praticiens, 1893.

Israël. — Ueber Palpation gesunder und kranker Nieren (Berl. Klinik. Woch, 1889).

— Sur la chirurgie rénale, Arch. fur Klinik Chirurg., 1894.

Kundrat. — Des anomalies rénales, Sem. médic., 1886.

Keppler. — Archiv. für Chirurg. Berlin, 1879.

Knœpfelmacher. — Sur le rein mobile et la palpation du rein chez le nourrisson, Jahrbuch f. Kinderheilk., 1901.

Lancereaux. — Leçons cliniques de la Pitié et de l'Hôtel-Dieu. 1894.

— Dict. Dechambre, Art. Rein.

Landau. — Die Wanderniere die Frauen, Berlin, 1881.

Lemaire. — Thèse de Lille, 1897.

Leroy. — Thèse de Paris, 1876.

Lindner. — Ueber die Wanderniere der Frauen, Berlin, 1887.

Martineau. — Bulletin de la Soc. anatomique, 1864.

Mathieu. — Bulletin de la Soc. méd. des Hôpit., 1893.

Mayolle. — Thèse de Lille, 1894.

Meckel. — Handbuch der pathologie, t, 1.

Pasteau. — Anomalie rénale et rein flottant, Société anatomique 1897.

Piéchaud. — Précis de chirurgie infantile.

Polk. — Un cas de rein flottant congénital, New-York medical journal, 1883.

Rayer. — Traité des maladies des reins, 1841.

Récamier. — Thèse de Paris, 1889.

Rigal — Thèse de Paris, 1881.

Rosenthal. — Therap. Monatshefte, 1896.

Saint-Ange. — Annales des sciences naturelles, 1826.

Schütze. — Thèse d'Iéna, 1888.

Mlle Soroker. — Thèse de Paris, 1900.

Steiner — Traité des maladies des enfants, (Traduction Kéraval, 1876).

Stiffler. — München medical Woch, 1892.

Stiller. — Wien medical Woch, 1879, 1889.

Trousseau. — Cliniques médicales.

Tuffier. — Semaine médicale et Ann. des mal. des org. génit. urin., 1891.

— Maladies chirurgicales des reins.

— Congrès de chirurgie, 1901.

Vaneufville. — Thèse de Paris, 1888.

Walch. — Thèse de Paris, 1896.

Warneck Müller. — Du rein mobile et de ses rapports avec la dilatation d'estomac, Berliner klinik Woch, 1877.

— Article rein mobile des Traités et manuels de Pathologie interne et externe.

IMPRIMERIE F. DEVERDUN, BUZANÇAIS (INDRE).